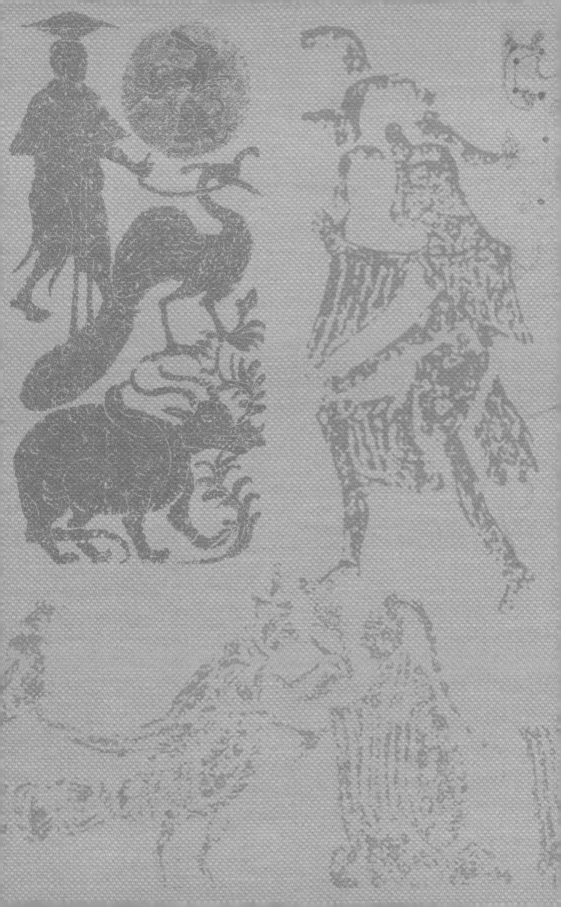

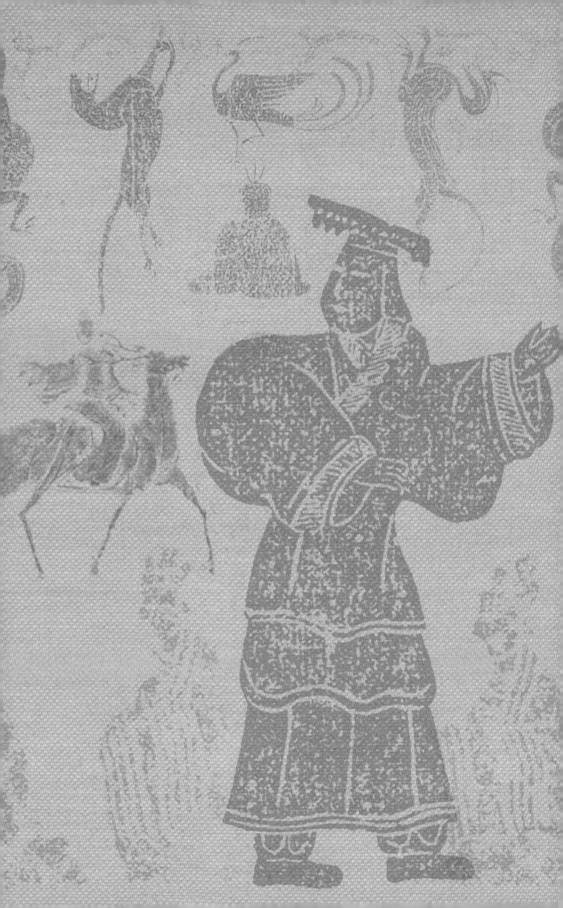

中国古医籍整理丛书

删注脉诀规正

清·沈 镜 撰

王大妹 姚惠萍 张稚鲲 校注

中国中医药出版社

·北 京·

图书在版编目（CIP）数据

删注脉诀规正/（清）沈镜撰；王大妹，姚惠萍，
张稚鲲校注 . —北京：中国中医药出版社，2015.1（2025.3重印）
　（中国古医籍整理丛书）
　ISBN 978-7-5132-2209-9

　Ⅰ.①删…　Ⅱ.①沈…②王…③姚…④张…
Ⅲ.①脉诀—中国—清代　Ⅳ.①R241.13

中国版本图书馆 CIP 数据核字（2014）第 282929 号

中 国 中 医 药 出 版 社 出 版
北京经济技术开发区科创十三街31号院二区8号楼
邮政编码　100176
传真　010 64405721
北京盛通印刷股份有限公司印刷
各地新华书店经销

*

开本 710×1000　1/16　印张 8.75　字数 60 千字
2015 年 1 月第 1 版　2025 年 3 月第 4 次印刷
书　号　ISBN 978-7-5132-2209-9

*

定价　26.00 元
网址　www.cptcm.com

国家中医药管理局
中医药古籍保护与利用能力建设项目
组织工作委员会

项目专家组

顾　问　马继兴　张灿玾　李经纬

组　长　余瀛鳌

成　员　李致忠　钱超尘　段逸山　严世芸　鲁兆麟
　　　　郑金生　林端宜　欧阳兵　高文柱　柳长华
　　　　王振国　王旭东　崔　蒙　严季澜　黄龙祥
　　　　陈勇毅　张志清

项目办公室（组织工作委员会办公室）

主　任　王振国　王思成

副主任　王振宇　刘群峰　陈榕虎　杨振宁　朱毓梅
　　　　刘更生　华中健

成　员　陈丽娜　邱　岳　王　庆　王　鹏　王春燕
　　　　郭瑞华　宋咏梅　周　扬　范　磊　张永泰
　　　　罗海鹰　王　爽　王　捷　贺晓路　熊智波

秘　书　张丰聪

前　言

中医药古籍是传承中华优秀文化的重要载体，也是中医学传承数千年的知识宝库，凝聚着中华民族特有的精神价值、思维方法、生命理论和医疗经验，不仅对于传承中医学术具有重要的历史价值，更是现代中医药科技创新和学术进步的源头和根基。保护和利用好中医药古籍，是弘扬中国优秀传统文化、传承中医学术的必由之路，事关中医药事业发展全局。

1949年以来，在政府的大力支持和推动下，开展了系统的中医药古籍整理研究。1958年，国务院科学规划委员会古籍整理出版规划小组在北京成立，负责指导全国的古籍整理出版工作。1982年，国务院古籍整理出版规划小组召开全国古籍整理出版规划会议，制定了《古籍整理出版规划（1982—1990）》，卫生部先后下达了两批200余种中医古籍整理任务，掀起了中医古籍整理研究的新高潮，对中医文化与学术的弘扬、传承和发展，发挥了极其重要的作用，产生了不可估量的深远影响。

2007年《国务院办公厅关于进一步加强古籍保护工作的意见》明确提出进一步加强古籍整理、出版和研究利用，以及

"保护为主、抢救第一、合理利用、加强管理"的方针。2009年《国务院关于扶持和促进中医药事业发展的若干意见》指出，要"开展中医药古籍普查登记，建立综合信息数据库和珍贵古籍名录，加强整理、出版、研究和利用"。《中医药创新发展规划纲要（2006—2020）》强调继承与创新并重，推动中医药传承与创新发展。

2003～2010年，国家财政多次立项支持中国中医科学院开展针对性中医药古籍抢救保护工作，在中国中医科学院图书馆设立全国唯一的行业古籍保护中心，影印抢救濒危珍本、孤本中医古籍1640余种；整理发布《中国中医古籍总目》；遴选351种孤本收入《中医古籍孤本大全》影印出版；开展了海外中医古籍目录调研和孤本回归工作，收集了11个国家和2个地区137个图书馆的240余种书目，基本摸清流失海外的中医古籍现状，确定国内失传的中医药古籍共有220种，复制出版海外所藏中医药古籍133种。2010年，国家财政部、国家中医药管理局设立"中医药古籍保护与利用能力建设项目"，资助整理400余种中医药古籍，并着眼于加强中医药古籍保护和研究机构建设，培养中医古籍整理研究的后备人才，全面提高中医药古籍保护与利用能力。

在此，国家中医药管理局成立了中医药古籍保护和利用专家组和项目办公室，专家组负责项目指导、咨询、质量把关，项目办公室负责实施过程的统筹协调。专家组成员对古籍整理研究具有丰富的经验，有的专家从事古籍整理研究长达70余年，深知中医药古籍整理研究的重要性、艰巨性与复杂性，履行职责认真务实。专家组从书目确定、版本选择、点校、注释等各方面，为项目实施提供了强有力的专业指导。老一辈专家的学术水平和智慧，是项目成功的重要保证。项目承担单位山东中医药大学、南京中医药大学、上海中医药大学、福建中医药大学、浙江省中医药研究院、陕西省中医药研究院、河南省中医药研究院、辽宁中医药大学、成都中医药大学及所在省市中医药管理部门精心组织，充分发挥区域间互补协作的优势，并得到承担项目出版工作的中国中医药出版社大力配合，全面推进中医药古籍保护与利用网络体系的构建和人才队伍建设，使一批有志于中医学术传承与古籍整理工作的人才凝聚在一起，研究队伍日益壮大，研究水平不断提高。

本着"抢救、保护、发掘、利用"的理念，该项目重点选择近60年未曾出版的重要古医籍，综合考虑所选古籍的保护价值、学术价值和实用价值。400余种中医药古籍涵盖了医经、基础理论、诊法、伤寒金匮、温病、本草、方书、内科、外科、女科、儿科、伤科、眼科、咽喉口齿、针灸推拿、养生、医案医话医论、医史、临证综合等门类，跨越唐、宋、金元、明以迄清末。全部古籍均按照项目办公室组织完成的行业标准《中医古籍整理规范》及《中医药古籍整理细则》进行整理校注，绝大多数中医药古籍是第一次校注出版，一批孤本、稿本、抄本更是首次整理面世。对一些重要学术问题的研究成果，则集中收录于各书的"校注说明"或"校注后记"中。

"既出书又出人"是本项目追求的目标。近年来，中医药古籍整理工作形势严峻，老一辈逐渐退出，新一代普遍存在整理研究古籍的经验不足、专业思想不坚定等问题，使中医古籍整理面临人才流失严重、青黄不接的局面。通过本项目实施，搭建平台，完善机制，培养队伍，提升能力，经过近5年的建设，锻炼了一批优秀人才，老中青三代齐聚一堂，有效地稳定了研究队伍，为中医药古籍整理工作的开展和中医文化与学术的传承提供必备的知识和人才储备。

本项目的实施与《中国古医籍整理丛书》的出版，对于加强中医药古籍文献研究队伍建设、建立古籍研究平台，提高古籍整理水平均具有积极的推动作用，对弘扬我国优秀传统文化，推进中医药继承创新，进一步发挥中医药服务民众的养生保健与防病治病作用将产生深远影响。

第九届、第十届全国人大常委会副委员长许嘉璐先生，国家卫生计生委副主任、国家中医药管理局局长、中华中医药学会会长王国强先生，我国著名医史文献专家、中国中医科学院马继兴先生在百忙之中为丛书作序，我们深表敬意和感谢。

由于参与校注整理工作的人员较多，水平不一，诸多方面尚未臻完善，希望专家、读者不吝赐教。

国家中医药管理局中医药古籍保护与利用能力建设项目办公室

二〇一四年十二月

许 序

"中医"之名立，迄今不逾百年，所以冠以"中"字者，以别于"洋"与"西"也。慎思之，明辨之，斯名之出，无奈耳，或亦时人不甘泯没而特标其犹在之举也。

前此，祖传医术（今世方称为"学"）绵延数千载，救民无数；华夏屡遭时疫，皆仰之以度困厄。中华民族之未如印第安遭染殖民者所携疾病而族灭者，中医之功也。

医兴则国兴，国强则医强。百年运衰，岂但国土肢解，五千年文明亦不得全，非遭泯灭，即蒙冤扭曲。西方医学以其捷便速效，始则为传教之利器，继则以"科学"之冕畅行于中华。中医虽为内外所夹击，斥之为蒙昧，为伪医，然四亿同胞衣食不保，得获西医之益者甚寡，中医犹为人民之所赖。虽然，中国医学日益陵替，乃不可免，势使之然也。呜呼！覆巢之下安有完卵？

嗣后，国家新生，中医旋即得以重振，与西医并举，探寻结合之路。今也，中华诸多文化，自民俗、礼仪、工艺、戏曲、历史、文学，以至伦理、信仰，皆渐复起，中国医学之兴乃属必然。

迄今中医犹为国家医疗系统之辅，城市尤甚。何哉？盖一则西医赖声、光、电技术而于20世纪发展极速，中医则难见其进。二则国人惊羡西医之"立竿见影"，遂以为其事事胜于中医。然西医已自觉将入绝境：其若干医法正负效应相若，甚或负远逾于正；研究医理者，渐知人乃一整体，心、身非如中世纪所认定为二对立物，且人体亦非宇宙之中心，仅为其一小单位，与宇宙万象万物息息相关。认识至此，其已向中国医学之理念"靠拢"矣，虽彼未必知中国医学何如也。唯其不知中国医理何如，纯由其实践而有所悟，益以证中国之认识人体不为伪，亦不为玄虚。然国人知此趋向者，几人？

国医欲再现宋明清高峰，成国中主流医学，则一须继承，一须创新。继承则必深研原典，激清汰浊，复吸纳西医及我藏、蒙、维、回、苗、彝诸民族医术之精华；创新之道，在于今之科技，既用其器，亦参照其道，反思己之医理，审问之，笃行之，深化之，普及之，于普及中认知人体及环境古今之异，以建成当代国医理论。欲达于斯境，或需百年欤？予恐西医既已醒悟，若加力吸收中医精粹，促中医西医深度结合，形成21世纪之新医学，届时"制高点"将在何方？国人于此转折之机，能不忧虑而奋力乎？

予所谓深研之原典，非指一二习见之书、千古权威之作；就医界整体言之，所传所承自应为医籍之全部。盖后世名医所著，乃其秉诸前人所述，总结终生行医用药经验所得，自当已成今世、后世之要籍。

盛世修典，信然。盖典籍得修，方可言传言承。虽前此50余载已启医籍整理、出版之役，惜旋即中辍。阅20载再兴整理、出版之潮，世所罕见之要籍千余部陆续问世，洋洋大观。

今复有"中医药古籍保护与利用能力建设"之工程，集九省市专家，历经五载，董理出版自唐迄清医籍，都400余种，凡中医之基础医理、伤寒、温病及各科诊治、医案医话、推拿本草，俱涵盖之。

噫！璐既知此，能不胜其悦乎？汇集刻印医籍，自古有之，然孰与今世之盛且精也！自今而后，中国医家及患者，得览斯典，当于前人益敬而畏之矣。中华民族之屡经灾难而益蕃，乃至未来之永续，端赖之也，自今以往岂可不后出转精乎？典籍既蜂出矣，余则有望于来者。

谨序。

第九届、十届全国人大常委会副委员长

许嘉璐

二〇一四年冬

王 序

中医学是中华民族在长期生产生活实践中，在与疾病作斗争中逐步形成并不断丰富发展的医学科学，是中国古代科学的瑰宝，为中华民族的繁衍昌盛作出了巨大贡献，对世界文明进步产生了积极影响。时至今日，中医学作为我国医学的特色和重要医药卫生资源，与西医学相互补充、相互促进、协调发展，共同担负着维护和促进人民健康的任务，已成为我国医药卫生事业的重要特征和显著优势。

中医药古籍在存世的中华古籍中占有相当重要的比重，不仅是中医学术传承数千年最为重要的知识载体，也是中医为中华民族繁衍昌盛发挥重要作用的历史见证。中医药典籍不仅承载着中医的学术经验，而且蕴含着中华民族优秀的思想文化，凝聚着中华民族的聪明智慧，是祖先留给我们的宝贵物质财富和精神财富。加强对中医药古籍的保护与利用，既是中医学发展的需要，也是传承中华文化的迫切要求，更是历史赋予我们的责任。

2010 年，国家中医药管理局启动了中医药古籍保护与利用能力建设项目。这既是传承中医药的重要工程，也是弘扬优秀民族文化的重要举措，不仅能够全面推进中医药的有效继承和创新发展，为维护人民健康作出贡献，也能够彰显中华民族的璀璨文化，为实现中华民族伟大复兴的中国梦作出贡献。

相信这项工作一定能造福当今，嘉惠后世，福泽绵长。

国家卫生和计划生育委员会副主任

国家中医药管理局局长

中华中医药学会会长

王国施

二〇一四年十二月

王序

二

马 序

　　新中国成立以来，党和国家高度重视中医药事业发展，重视古籍的保护、整理和研究工作。自 1958 年始，国务院先后成立了三届古籍整理出版规划小组，分别由齐燕铭、李一氓、匡亚明担任组长，主持制定了《整理和出版古籍十年规划（1962—1972)》《古籍整理出版规划（1982—1990)》《中国古籍整理出版十年规划和"八五"计划（1991—2000)》等，而第三次规划中医药古籍整理即纳入其中。1982 年 9 月，卫生部下发《1982—1990 年中医古籍整理出版规划》，1983 年 1 月，中医古籍整理出版办公室正式成立，保证了中医古籍整理出版规划的实施。2002 年 2 月，《国家古籍整理出版"十五"（2001—2005）重点规划》经新闻出版署和全国古籍整理出版规划领导小组批准，颁布实施。其后，又陆续制定了国家古籍整理出版"十一五"和"十二五"重点规划。国家财政多次立项支持中国中医科学院开展针对性中医药古籍抢救保护工作，文化部在中国中医科学院图书馆专门设立全国唯一的行业古籍保护中心，国家先后投入中医药古籍保护专项经费超过 3000 万元，影印抢救濒危珍、善、孤本中医古籍1640余种，开展了海外中医古籍目录调研和孤本回归工作。2010年，国家财政部、国家中医药管理局安排国家公共卫生专项资金，设立了"中医药古籍保护与利用能力建设项目"，这是继1982～1986年第一批、第二批重要中医药古籍整理之后的又一次大规模古籍整理工程，重点整理新中国成立后未曾出版的重要古籍，目标是形成并普及规范的通行本、传世本。

为保证项目的顺利实施，项目组特别成立了专家组，承担咨询和技术指导，以及古籍出版之前的审定工作。专家组中的许多成员虽逾古稀之年，但老骥伏枥，孜孜不倦，不仅对项目进行宏观指导和质量把关，更重要的是通过古籍整理，以老带新，言传身教，培养一批中医药古籍整理研究的后备人才，促进了中医药古籍保护和研究机构建设，全面提升了我国中医药古籍保护与利用能力。

作为项目组顾问之一，我深感中医药古籍保护、抢救与整理工作的重要性和紧迫性，也深知传承中医药古籍整理经验任重而道远。令人欣慰的是，在项目实施过程中，我看到了老中青三代的紧密衔接，看到了大家的坚持和努力，看到了年轻一代的成长。相信中医药古籍整理工作的将来会越来越好，中医药学的发展会越来越好。

欣喜之余，以是为序。

中国中医科学院研究员

马继兴

二〇一四年十二月

校注说明

《删注脉诀规正》系清代医家沈镜于清康熙三十二年（1693）撰。沈镜，字薇垣，号中和主人，瀛津（今河北河间县）人，生卒年不详。沈镜认为，《王叔和脉诀》一书虽启后学，然其词粗，其理鄙，深忧后学因其易懂易学，而只知《脉诀》，不知《脉经》，于是采诸家精粹，更参以己意，对其词理妄谬者削正之，文义阙略者增注之，并删去其中颇受争议的七表八里九道脉目，增加《濒湖脉学》之二十七脉及奇经八脉内容，辑成《删注脉诀规正》二卷。

本书自刊行以来版本众多，仅现存的就有 39 种。其中最早的为清康熙刻本，最晚的为宣统元年（1909）刻本，无点校及排印本。本次校注选用的底本为收藏于中国中医科学院图书馆的清康熙庚辰三十九年（1700）刻本，该本虽不一定为是书之祖本，但属早期刻本应无误，且刻印精良，错讹极少。主校本为上海中医药大学图书馆收藏的清大文堂刻本，该版本内容完整，文字错讹较少，并且与底本不属同一个版本系统。由于该书主体内容为注释《王叔和脉诀》及《濒湖脉学》的有关内容，故本次点校在采用本校方式的基础上，适当采用了他校方式。他校时，以本书所引著作之通行本为校本。

本次校注出版，对该书进行了全面整理，在考究版本的基础上，精确校勘，采用现代标点。具体方法及原则如下：

1. 全书采用简体字横排。原底本中的双行小字，今统一改为单行小号字。原底本中加方框的文字，今统一采用宋体字。原底本中的图题，今统一放在图之上方。

2. 凡底本不误而校本有误，不出校记。底本与校本异文，或文字相同但文理不通，改动或存异均出校记说明。

3. 底本中的异体字、俗写字，或笔画有残缺，或明显笔误，均径改为正体字，一般不出注。

4. 底本中的古字、通假字，不改动，于首见处出注说明。

5. 凡属疑难字、冷僻字、异读字以及一些名词术语，酌情加以注音（汉语拼音加直音）、注释。

6. 底本中的"经曰""经言"多为泛指，故均不加书名号。

7. 原书引文较多，且大多不是原文，故凡文理通顺，意义无实质性改变者，不改不注以省繁文。惟引文及出处明显有误者，或据情酌改，或仍存其旧，均加校记。

自序

余幼习儒，而命生不辰，值遇凶荒饥馑之季，复逢鼎革①之变，先贤弃銮衣世职②，避迹津城。余彼时弱冠③，有志青云，以复箕裘④之望。先君见改革之后，天下荒荒，四方尚未宁息，欲余弃儒就医。余曰："医乃小道也，何能昌大门闾。"先君曰："汝能洞达岐黄之理，则良医良相同一事也。"遂从严命⑤，授⑥业于浙绍剑台吴先生之门。初读《素问》《难经》脏腑经络生克制化之理，次读《脉经》《甲乙经》及张、刘、李、朱四大家之旨，最后见小集《脉诀》，竟未注何氏所作。暇日阅《古今医统》《濒湖脉学》，乃知六朝时高阳生假晋太医令王叔和⑦而撰。虽启后学，然其词粗，其理鄙，辟⑧之者代不乏人，而习之者恬不知改，何也？盖因其词理浅近，又有歌诀，而初学入门者，易于诵习。殊不知习传之久，自知有《脉诀》，而不知有《脉经》者多矣。其有诵读之久，博闻之广而知其谬者，百中仅几人耳！即《内经》上工、中工、下工之谓也。余既辟其非，而又本其词者，亦为初学入门之虑。虽固如是，然词理

---

① 鼎革：建立新的，革除旧的。旧时多指改朝换代。

② 銮衣世职：世代承袭的职位。

③ 弱冠：古时男子二十岁要行加冠礼，表示已成人。

④ 箕裘：喻祖上的事业。

⑤ 严命：对君父、长上之命的敬称。此处指父命。

⑥ 授：通"受"。

⑦ 王叔和：即王熙，字叔和（以字行）。晋太医令。博通经方，尤以脉学见长。著《脉经》，编订张仲景《伤寒杂病论》。

⑧ 辟：驳斥、批驳。

妄谬者削正之，文义缺略者增注之，使词理通顺，不致悬绝差讹。又将李濒湖①二十七脉及奇经八脉并为摘入，辑成一书，俾使后学开卷易诵，了然明白。识之君子，弗罪余拾他人之涎唾耳。

时龙飞康熙三十二年岁在癸酉元日②也

---

① 李濒湖：即李时珍，又名可观，字东璧，晚号濒湖。明代医学家。著有《本草纲目》《濒湖脉学》等书。

② 元日：农历正月初一。

目 录

卷之下

卷之上

内景真传图

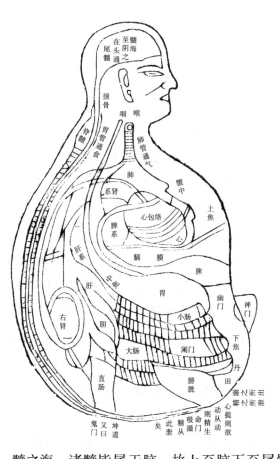

　　脑者，髓之海。诸髓皆属于脑。故上至脑下至尾骶髓，则肾主之。膻中者，名气海，在两乳间，气所居焉，能分布阴阳，气之生源，命之主也。故为人父母者，不可损也。膈膜者，在心肺之下，脾肾之上，贴于脊膈间，周围遮幔如幕下垂，以蔽浊气不至上熏心肺。胃者，水谷之海，饮食入胃，由脾运化而传送大小肠。故经曰：胃阳弱而百病生，脾阴足而万邪息。幽门者，谓幽微隐秘之深处，水谷由此传入小肠，下至阑门，乃泌清别浊而转入大肠，清渗于膀胱而通脏腑焉。

人之一身，脏腑、经络、百骸、九窍尽皆贯通，故外有感伤，内有传变，今绘小图以便熟玩。

内景真传说

前贤于人身之经络部分重见叠出，而于内景则略之。华佗虽有内照图，然亦有难辨而未悉者，余故考而分别之。前自气管以下，联络皆脏也；后自食管以下，联络皆腑也。

[批] 自唇以下至肛门有七重门：唇曰飞门，齿曰户门，喉曰咽门，胃之上口曰贲门，胃之下口小肠之上口曰幽门，小肠之下口大肠之上口曰阑门，大肠之下口曰肛门，共七重门。

口之上下谓之唇，名曰飞门，言其动运开张，如物之飞也。口内居者为舌，舌乃心之苗，其舌本又属脾肾二经。舌下有二隐窍，名曰廉泉，动而津液涌出，下通于肾。如肾水枯涸，津液不能上潮，则口干燥矣。其上下齿牙为户门，虽属手足阳明二经，而其本又属于肾。以其肾主骨也，故曰齿乃骨之余。其喉间如小舌之垂下者，名曰悬雍，乃发生之机也。再下又有会厌，居吸门之上，其大如钱，为声音之关。薄而易起，音快而便；厚而迟起，音慢而重。项前硬管，谓之喉咙，主气。经曰：喉以候气，即肺管也。管有十二节，长七寸，下连于肺。经曰：肺为相傅之官，形如华盖，六叶两耳，上有二十四孔，主藏魄。心居肺下，形如未开莲花，其位居中而前。经曰：心为君主之官，上有七窍三毛，主藏神，周旁有脂膜裹之，是为心包络。

近下另有膈膜一层，周围张大，粘连胸脊之前后，以遮膈下之浊气，不使上熏心肺也。其膈膜之上，谓之膻中。经曰：膻中为气之海，乃清气所居之地，而为上焦，主持呼吸，而条贯百脉者也。心发四系：一系上连于肺。一系从左透膈膜而下通于肝，肝如春木甲折①之象。经曰：肝为将军之官，主藏魂。肝凡七叶，而胆附于肝之短叶。胆为清净之腑，有上口而无下口，又谓之青肠。一系从右透膈膜而下通于脾，脾如马蹄，掩于太仓之上。太仓，即胃也。经曰：脾胃为仓廪之官，主磨水谷，其位居中，主藏意。一系透膈膜循脊直下而通于肾。肾有二枚，形如豇豆，色紫黑，后着脊第十四节两旁膂筋间。经曰：肾为作强之官，主藏精与志。左一枚阴水居焉，右一枚相火居焉，其正中谓之命门，经曰七节之旁，中有小心者是也，乃人身立命之根本。此言五脏皆统而相连者也。

喉咙后管，名曰咽门，咽以咽物也。咽下为胃管，长一尺三寸，下连贲门，即胃之上口也。下以透膈，乃太仓胃也。胃又谓之黄肠，与脾相为表里。脾为运化之原，胃为藏纳之腑，主腐熟水谷，合变化乃为中焦。胃之下口为幽门，谓幽微隐秘之处，水谷由此而传入小肠。小肠承受化物，经曰小肠受盛之官，化物出焉，又谓之赤肠。其下口谓之阑门，谓阑住水谷，泌清别浊，而分入大肠膀胱也。其泌之清者，前以渗入膀胱。膀胱与小肠脂膜相连，无上口而有下口，小肠秘之清者，从而渗入之。其中空虚，善受湿气，故津液藏而化为溺。经曰膀胱为州都之官，气化则能出矣，又谓之黑肠。其下口有管，直透前阴，而溺出焉。其泌之浊者，后以转入大肠而为粪。

---

① 甲折：疑为"甲坼（chè 彻）"之讹。"甲坼之象"，谓草木发芽时，种子外皮裂开后之形状。

大肠积叠十六曲，故又名为回肠，又名为白肠。二脏咸禀下焦决渎之气，传导秽滓，从直肠而出肛门。直肠在肛门之上，长七寸。肛门又名魄门，人死魄从此而去。此言六腑皆统而相连者也。

《内经》五脏六腑十二官论

《灵兰秘典论》曰：心者，君主之官，神明出焉。心者一身之主，故为君主。其藏神，其位南，有离明之象，故曰神明出焉。肺者，相傅之官，治节出焉。位高近君，犹之宰辅，故为相傅之官。肺出气，气调则脏腑诸官听其节制，无所不治，故曰治节出焉。肝者，将军之官，谋虑出焉。肝为震卦，壮勇而急，故为将军之官。肝为东方龙神，龙善变化，故曰谋虑出焉。胆者，中正之官，决断出焉。胆性刚直，故为中正之官。刚直者，善决断。肝虽勇决，非胆不断，故曰决断出焉。膻中者，臣使之官，喜乐出焉。膻中者，心主之宫城，因其贴近君主，故称臣使。沈氏曰：按十二脏内，有膻中而无胞络，十二经内有胞络而无膻中，盖知膻中即胞络也，胞络即膻中也。况喜笑属火，此云喜乐出焉。其配心君也，明矣。[批] 经言膻中者，心主之宫城，即胸中空落之处，如坛，如宫城，而君主居于内矣。若云配脏腑，非也。十二经中配手少阳三焦者，包络也。且手厥阴心包络，内有脏形之可凭，外有经络穴道之可据，不知前贤何以喻之。此子之拙见，俟后高明再证之。脾胃者，仓廪之官，五味出焉。胃司受纳收藏之职，脾司运化转输之官。一腑一脏，二官相为表里，故统为仓廪之官。二官相合，输布运化而知五味，故曰五味出焉。大肠者，传导之官，变化出焉。大肠居小肠之下，主出糟粕，故名变化传导也。小肠者，受盛之官，化物出焉。小肠居胃之下，受盛胃之水谷而分泌清浊。水液渗于膀胱，糟粕归于大肠，故曰化物出焉。肾者，作强之官，伎巧出焉。肾处北方，属水而主骨，宜为作强之官。水能化生万物，故曰伎巧出焉。三焦者，决渎之官，水道出焉。上焦如雾，中焦如沤，下焦如渎，三^①焦气治，则水道疏通，故名为决渎之官。**膀胱者，州都之官，津液藏焉，气化则能出矣。**膀胱位居卑下，故名州都之官，水谷循下焦而渗入膀胱。盖膀胱有下口而无上口，津液之藏者皆由气化渗入，然后能出而为溺，故曰气化则能出焉。**凡此十二官者，不得相失，失则为病。**失则不能相使，而疾病乃作矣。**故曰：主明则下安，主不明则十二官危。**主者，君主之官也。主明，则十二官奉令承命而寿；主不明，则诸臣旷职，自上及下相使之道不通，即不奉命而危矣。

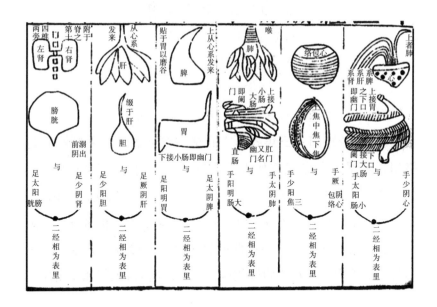

十二经脏腑手足阴阳表里图

三焦图

---

① 三：此字原脱，据清大文堂本补。

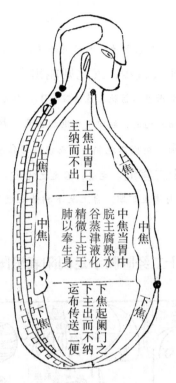

前之三焦，形式狭小，不能尽悉，复绘此图以备观览。

《中藏经》曰：三焦者乃人身最关要之腑，与手厥阴心包络相为表里。人之三焦如天地之三元总详在后，总领五脏、六腑、营卫、经络、内外、左右、上下之气。三焦通，则内外、左右、上下、脏腑、经络皆通。其于周身灌体，和内调外，荣左养右，导上宣下，莫不由此而运用之。故诊脉入式歌云：三焦位居上下中，自在胸腹皆相应。应者，运动周流不息之谓也。

膻中包络辨

包络者，包心之络也。《内经》十二官有膻中无包络，十二经有包络无膻中。《灵枢》叙经络篇[1]内，亦有包络无膻中，然

---

[1] 叙经络篇：即指《灵枢·经脉》篇。

曰动则喜笑不休，正与十二官内喜乐出焉相合。岂非包络即膻中，膻中即包络乎？况十二经络内，包络凡九穴，左右十八穴，起天池而终中冲，是内有脏腑外有经络之可据。不知古人设两名色①何也？后之学者当从包络为是。

五脏生成喜恶色味之图

心脏	肝脏	肺脏	脾脏	肾脏	右肾
丁火也，属南方，司离位，为君火，王于夏，味本苦，颜色赤	乙木也，属东方，司震位，为风木，王于春，味本酸，颜色青	辛金也，属西方，司兑位，为燥金，王于秋，味本辛，颜色白	巳土也属中州，司坤位，为湿土，王于四季，味本甘，颜色黄	癸水也，属北方，司坎位，为寒水，王于冬，味本咸，颜色黑	相火也，其方位、色味，俱与左肾同
其喜黍，其恶热，其藏神，主生血，生于二，成于七	其喜麻麦，其恶风，其藏魂，又藏血，生于三，成于八	其喜稻，其恶寒，其藏魄，其主气，生于四，成于九	其喜粱，其恶湿，其藏意，其主肉，生于五，成于十	其喜豆，其恶燥，其藏志，其主骨，生于一，成于六	其喜恶、生成，亦与左肾同
液化为汗，开窍于舌，其华在发，其充在血，其声为言，其臭为焦	液化为泪，开窍于目，其华在爪，其充在筋，其声为呼，其臭为臊	液化为涕，开窍于鼻，其华在毛，其充在气，其声为哭，其臭为腥	液化为涎，开窍于口，其华在唇，其充肌肤，其声为歌，其臭为香	液化为唾，开窍于耳，其养在骨，其充在髓，其声为呻，其臭为腐	心肝脾肺俱一，惟肾则二。二者阴数也，故位居至下
手少阴经，君主之官，实梦惊怪，虚梦烟火，脉洪大顺，脉沉细逆	足厥阴经，将军之官，实梦山林，虚梦细草，脉弦长顺，浮涩短逆	手太阴经，相傅之官，实梦兵戈，虚梦田水，脉浮涩短顺，大洪逆	足太阴经，仓禀之官，实梦歌乐，虚梦争食，脉缓慢顺，脉弦长逆	足少阴经，作强之官，实梦腰重，虚梦涉水，脉沉滑顺，脉缓慢逆	右肾虽然属水，其中有火，详见五行相生应脉图内
手太阳小肠为之腑，受盛之官也，为丙火	足少阳胆经为之腑，中正之官也，为甲木	手阳明大肠为之腑，传道之官也，为庚金	足阳明胃经为之腑，水谷之海也，为戊土	足太阳膀胱为之腑，州都之官也，为壬水	精气之舍，元气之所，性水属火

---

① 名色：名目，名称。

命门图

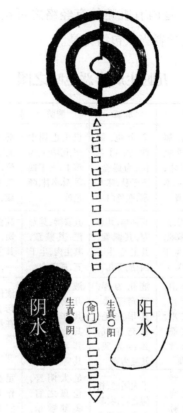

赵氏①曰：两肾俱属水，左为阴水，右为阳水，中间是命门。命门右边小白圈是相火之穴，左边小黑圈是阴水之穴。此一水一火俱无形，日夜潜行不息。息，则无生矣。

赵氏《医贯》曰：命门在人身中，对脐附脊，自上数下第十四椎，自下数上第七椎，经曰七节之旁而有小心是也。此处各开一寸五分，乃是两肾。左肾属阴水，右肾属阳水。阴水生

① 赵氏：指赵献可，字养葵，自号医巫闾子。明代医家。著有《医贯》等书。下同。

肝木，阳水有少火。少火生脾土，少火即相火也。少火虽由君火生来，其实自命门发源也。又曰：人身各具一太极，太极在人身正象两肾之形。其两肾中间有穴为命门，静则合乎水，动则变乎火，一动一静而真阴真阳生焉，实人身之根本也，即太极动而生阳，静而生阴之意。夫太极一动一静而生水木火土金，命门一动一静而生肾肝心脾肺，此生成自然之理。赵氏图，两肾象太极，发前人之所未发也。男女交媾，其中有白膜扇动吸嗡，而精从此生矣。

脏腑十二时流注图

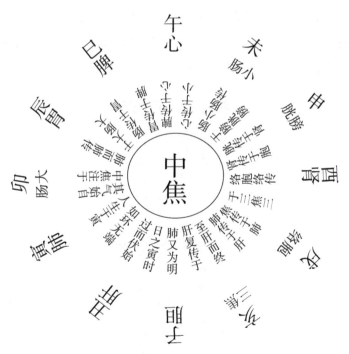

歌曰：肺寅大卯胃辰经，脾巳午心小未中，申膀酉肾戌胞络，亥三子胆丑肝通。

五行相生应脉图

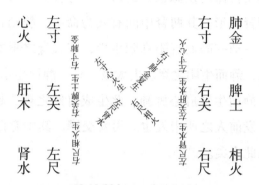

右寸　肺金
右关　脾土
右尺　相火

左寸　心火
左关　肝木
左尺　肾水

此五行生成之理也。金木水土皆一，惟火有二。君火不主令，相火代之。右尺者，相火也。夫火能生万物，此火存，所以能生脾土则生；此火灭，所以不能生脾土则死。是以前贤多以此部断生死，故名之曰命门。

四时五脏平脉图

	心脉	肝脉	脾脉	肺脉	肾脉
春	弦而洪浮	弦而长	弦而缓	弦而浮微	弦而细沉
夏	洪而散	洪而长弦	洪而弦迟	洪而涩浮	洪而滑沉
四季	缓而洪	缓而弦	缓而慢	缓而涩浮	缓而濡沉
秋	浮而洪	浮而长弦	浮而大弦	浮而涩短	微而滑
冬	沉而洪	沉而弦	沉而缓	沉而涩	沉而滑

歌曰：春中若得四季脉，不治多应病自除者，是微邪也。赋云：春得脾而莫疗，反以微邪为可畏。何也？是春中独见脾脉也。春乃肝令而不见肝之脉，是木自衰矣。木衰则土盛，土盛则生金，金来克木，故可畏也。若春中脉得微弦带缓是本脉尚存，虽脾土乘之则为微邪，不足虑也。若本脉全无独见脾脉，是则为害①。余脏仿此。

四时五脏邪脉图

注	冬	秋	四季	夏	春	
顺候常平，无邪，无病	沉而细滑	浮而短涩	而缓慢大	而浮洪散	弦	正邪
克贼，兵候	缓大	浮洪	弦	沉细	浮而短涩	贼邪
邪为虚者，来从后	浮而短涩	而缓大	浮洪	弦	而沉细滑	虚邪
邪为实者，来从前	弦	而沉细滑	微短涩	缓大	浮洪	实邪
邪为微，夫来乘妻	浮洪	弦	而沉细滑	浮而短涩	缓大	微邪

歌曰：顺候是无邪，四时同若此。贼脉问五行，反候终言死。虚则补其母，实则泻其子。克彼是微邪，不治病自愈。

---

① 是则为害：此四字原脱，据清大文堂本补。

十四穴动脉图

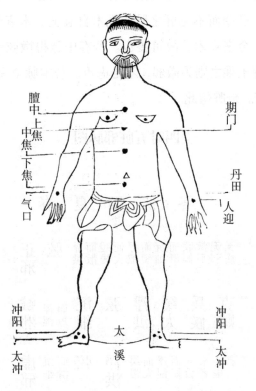

膻中　在两乳中间，属任脉。经曰[①]：膻中为气海，乃气聚之海，非生气之海。生气之海，在脐下一寸五分。膻中宜灸，不宜针。

三焦　上焦在心下下膈，中焦在胃中脘，下焦在脐下。经曰：上焦如雾，气之原也。中焦如沤，血之原也。下焦如渎，水之原也。

期门　穴在乳下两肋端，有动脉是穴。

丹田　在脐下三寸，《难经》疏丹田即关元，乃元气之根本也。

人迎　左手关前一分是也。《脉经》曰人迎紧盛伤于寒，即左寸也。

气口　右手关前一分是也。《脉经》曰气口紧盛伤于食，即右寸也。

---

①　曰：此字原脱，据清大文堂本补。

冲阳　　二穴在左右两足跗上五寸陷中，有动脉是穴，属足阳明胃经。人病危殆，寸关尺三部皆无，可去冲阳、太冲、太溪三脉诊之，如存尚有可生之意，即树无叶而有根也。

太冲　　二穴在左右两足大趾本节后三寸陷中，有动脉是穴，属足厥阴肝经。

太溪　　二穴在左右两足踝后跟骨间陷中，有动脉是穴，属足少阴肾经。

五脏之腧皆系于背图

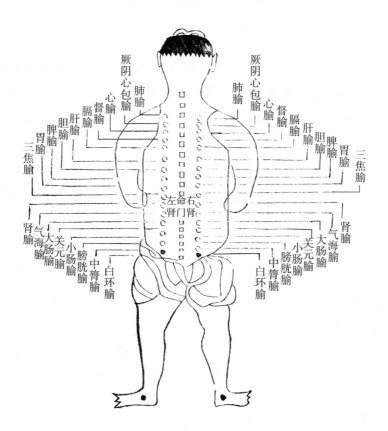

人身经络穴道，繁密难以记取。今将五脏六腑诸腧绘成小图，为初学入门者一目了然，便知某脏在某处也。

肺腧在第三椎　　厥阴心包络腧在第四椎　　心腧在第五椎

督腧在第六椎	膈腧在第七椎	肝腧在第九椎
胆腧在第十椎	脾腧在第十一椎	胃腧在第十二椎
三焦腧在第十三椎	肾腧在第十四椎	气海腧在第十五椎
大肠腧在第十六椎	关元①腧在第十七椎	小肠腧在第十八椎
膀胱腧在第十九椎	中膂腧在第二十椎	白环腧在第二十一椎

以上诸脏腑穴腧，皆夹脊两旁各一寸五分，故经曰皆为五脏之腧。凡痈疽大疮生于背部恶症，以其内连脏腑故也。

辨妄 出《古今医统》

脉者医之关键，医不究脉则无以别证，证之不别则无以措指。医惟明脉，诚为良医。盖自《内经》以下，历周秦汉魏，鲜有知其旨绪者。至晋王叔和，始以脉鸣世，撰有《脉经》，可谓详切。惜其误以大小肠候之两寸，致谬于六朝高阳生窃其名杜撰《脉诀》，配以左心小肠肝胆肾，右肺大肠脾胃命，作歌成帙。人咸谓浅近易于习诵，竟不知以假乱真，而《脉经》几隐晦也。至宋有庞安常②、蔡西山③、戴同父④出力为之辩，而终未尽辩也。夫脉以言而传之者，亦下学之事耳。上达者，以神领，以心悟，而后得其妙焉。彼以左寸心与小肠同候，右寸肺与大肠同候，不知其祖述何圣，抑不知其祖述何经。既不祖述，必据以理之可准，义之可通，而故可宗也。以理言之，则大小肠皆居下部之地，今乃越中部候之寸上，谓理之可准乎，抑义

① 关元：原作"元关"，据文义互乙。
② 庞安常：即庞安时，字安常。北宋名医。著有《伤寒总病论》。
③ 蔡西山：即蔡元定，字季通，世称西山先生。宋代人。精通医理，著有《蔡氏脉经》一卷。
④ 戴同父：即戴起宗，一作戴启宗，字同父。元代名医。著有《脉诀刊误》二卷。下同。

之可通乎？又谓左寸浮以候小肠之脉，沉以候心之脉，设或单浮则心脉无矣。经曰：心脉绝，死不治。心脉可以一日无乎？予缘其以小肠配于左寸之误者，彼盖因手少阴心经与手太阳小肠经为表里，误移于寸口合而诊之。其大肠配于右寸之误者，亦因手太阴肺经与手阳明大肠经为表里，误移于寸口合而诊之也。殊不知经络相为表里，诊候自有部位，岂可以至下之脏腑，而诊之至上之位者乎？《内经》以心配膻中，肺配胸中；以肝配胆，以脾配胃；两尺外以候肾，内以候腹中大小肠膀胱三腑。故寸关尺三部之配，诊则各因其脏腑之地位，何尝泥于经络而候之也。至于"三焦无状空有名，寄在胸中膈相应"二句尤为不经之谈。三焦既无形状，命门又无经络，何以候之右尺？经曰：上焦在心下下膈，主纳而不出；中焦在胃中脘，主运化；下焦在脐下一寸，主出而不纳。又曰：上焦如雾，中焦如沤，下焦如渎。此明以上中下分三焦也。又曰：粗理薄皮者，三焦薄；密理厚皮者，三焦厚；勇士者，三焦理横；怯士者，三焦理纵。《灵枢·经络》篇①曰：三焦起自关冲，而终丝竹空，凡二十三穴，左右四十六穴。今《脉诀》以有形有名，有经络之腑，而云无状空有名，其谬妄极矣。命门者，在脊之十四椎下，两肾中间，此一阳居于二阴之义，静则合乎水，动则合乎火，此生成自然之理，人身之根本也。世人多以右尺为命门者，亦有说焉。因右尺有少火，由心火而生。心者君主之官，君火不主令，相火代之。此火存则可以生脾土，曰生，此火灭则不能生脾土，曰死。既能诊候生死，故呼之为命门，实非命门也。殊不知命门在两肾中间，自脊骨从上数下第十四节，从下数上

---

① 经络篇：《灵枢》无此篇名。其所引"三焦起自关冲"句，出自《灵枢·本输》。

第七节，经曰七节之旁，而有小心是也。今引《内经》设图以正其讹，为人司命者，不可不知也。

《内经》三部诊候图

左手　　右手

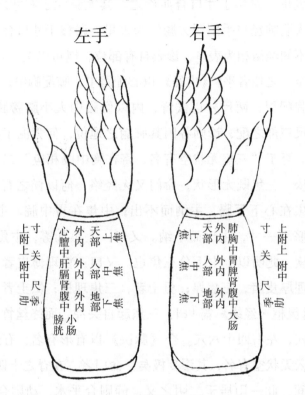

　　此图乃《内经》两手寸关尺三部诊法也。而《难经》《脉诀》易之以大小肠，紊乱配于心肺之部位，遂失其真，致千古之下，久陷阴霾之域。虽辟之者代不乏人，奈习之者恬不知改。今以《内经》脉法为图，据经正谬，则无征不信，吾知免夫①！

---

　　① 吾气免夫：免，避免。"吾知免夫"，意谓我知道可以避免再出现《难经》《脉诀》那样的失误了！

《内经》寸关尺三部诊候脉法

《脉要精微论》篇曰：尺内两旁则季胁也，尺内，谓尺泽之内；两旁，谓尺之外侧；季胁，谓近肾之处，穴在肋骨之下，带脉上一寸八分。言尺内之两旁，候腰胯以下之症也。尺外以候肾，尺外，谓尺之外侧也。尺外下之两旁则季胁之分，季胁之上肾之分也。窍通瞳耳，主藏精，通腰脊，司骨髓。尺里以候腹中，尺里，谓尺之内侧也。下两旁则季胁之分，季胁之内则腹之分也。腹主大小肠膀胱，前阳后阴皆在其中。《灵枢经》曰：下焦如渎，腹为下焦，水之原也。中①附上，两关部也。左外以候肝，窍通于目，司筋爪，主藏血。内以候膈，肝主贵。贵，鬲也。《灵枢经》曰：中焦如沤，膈为中焦，血之原也。右外以候胃，胃为市，司受纳，主中脘，饮食之属也。内以候脾，脾居中，窍通口，主四肢，司运化。上附上，两寸部也。右外以候肺，肺叶垂外，窍通鼻，司皮毛。内以候胸中，胸中主气管。《灵枢经》曰：上焦如雾，胸为上焦，气之原也。左外以候心，心主膈中，窍通舌，脏腑之君主，司形骸。内以候膻中，膻中为气之海，统于两臂。前以候前，上前谓左寸口，下前谓胸之前膺及气海也。后以候后，上后谓右寸口，下后谓胸之后背及气管也。上竟上者，胸喉中事也，上竟上，至鱼际也，并头面事也。下竟下者，少腹腰股膝胫足中事也。下竟下，谓尽②尺之脉动处也。少腹气海，膀胱腰股膝胫足中之气，动静皆分其远近，及连接处所名目以候之，知其善恶也。

徐春甫③先生曰：此《内经》诊法也。今世言脉之三部则

---

① 中：此字原脱，据《素问·脉要精微论》篇补。

② 尽：此字原脱，据清大文堂本补。

③ 徐春甫：字汝元。明代医家。著有《古今医统大全》《内经要旨》等书。

是，而其内外之候则非。若非心谷汪先生①《质疑》之著，其孰从而知之？《质疑》曰：内外每部，有前后半部之分也。脉之上至应前半部为外，属阳；脉之下至应后半部为内，属阴。上至者，自后而进于前，阳生于阴也；下至者，自前而退于后，阴生于阳也。概而言之，脏腑近背之阳位者，以前半部候之；近腹之阴位者，以后半部候之。细而分之，如两尺内外前后两旁之交，犹夫季胁之位，界腰腹以分内外也。两尺前之半部以候肾，附腰背之阳位者，两尺后之半部以候腹中之阴位者。自尺而附上为关，在左则前以候肝之居于左胁近背之阳位，后以候膈之当胃口之阴位者；在右则前以候胃之近背之阳位，后以候脾之居于右胁近腹之阴位者。又上自关而附上为寸，在右则前以候肺之居于右上近背之阳位，后以候胸中居于右上之阴位；在左则前以候心居于左上近背之阳位，后以候膻中居于左上之阴位也。此其为尺寸、前后、内外之候也。至若前以候前、后以候后云者，则承上意而广言之也。夫肝心脾肺俱各一候，惟肾一脏而当两尺之候何哉？此阳一阴二之理也。夫肝心脾肺居于膈上阳位，其数奇，故各一形一候。惟肾居于膈下之阴位，其数偶，故形如豇豆两枚，对附腰脊之左右而分候两尺，此水润下之理也。《脉经》及《刊误》②并以两尺候肾者，得此意也。《难经》《脉诀》乃以左尺候肾属水，右尺候手厥阴，配之命门少阳三焦，失之矣。夫命门，《铜人图》以脊之十四椎下一穴谓之命门。据此内无正脏，外无正经，何以例部。夫脉之应于指下者，必内脏腑而外经络，循经而朝于寸口。据经及人身

---

① 心谷汪先生：即汪宦，字子良，号心谷。明代医家。著《医学质疑》（简称《质疑》）一书。

② 刊误：即戴起宗著《脉诀刊误》。下同。

中并无命门之经络，何以应诊之右尺哉。且夫手厥阴之经，起于胸中，络之三焦，由腋上循于臂手之内，终于手之中指。然经与脏俱值身之上部，固当候之寸口，而《难经》《脉诀》以右尺候之，可乎？考之《金匮真言》篇曰：肝心脾肺肾五脏为阴，胆胃大小肠三焦膀胱六腑为阳。此以十一脏而配十二经，则手厥阴一经无脏可配矣。又考《灵兰秘典论》篇岐伯对黄帝十二脏腑问曰：心者君主之官，神明出焉；肺者相傅之官，治节出焉；肝者将军之官，谋虑出焉；胆者中正之官，决断出焉；膻中者臣使之官，喜乐出焉；脾胃者仓廪之官，五味出焉；大肠者传导之官，变化出焉；小肠者受盛之官，化物出焉；肾者作强之官，伎巧出焉；三焦者决渎之官，水道出焉；膀胱者州都之官，津液藏焉，气化则能出矣。观此膻中足十二脏之数，以备十二官之用。然则手厥阴之经者，实膻中也。及《灵枢》叙经脉，又有包络而无膻中，然曰动则喜笑不休，正与喜乐出焉之句相合。夫喜笑者，心火之所司，则知其与心应也。膻中称臣使者，君主之亲臣也。由是则包络即膻中，膻中即包络，断无可疑矣。膻中配之心脏，自有确据，而《脉诀》置而不言，有是理哉？今考诸书以正之，业此者皆共览焉。

《内经》三部九候脉法

《三部九候论》篇帝曰：愿闻天地之至数，合于人形血气，通决死生，为之奈何？岐伯曰：天地之至数，始于一，终于九焉。一者天，二者地，三者人。因而三之三三者九，以应九野①。故人有三部，部有三候，以决死生，以处百病，以调虚

---

① 九野：《类经·三部九候》谓："九野者，即洛书九宫、禹贡九州之义。"

实，而除邪病。帝曰：何为三部？岐伯曰：有下部，有中部，有上部，部各有三候。三候者，有天、有地、有人也。必指而导之，乃以为真。上部天，两额之动脉。在额两旁，动应于手足少阳脉气之所行也。上部地，两颊之动脉。在鼻孔下两旁，近于巨髎之分，动应于手足阳明脉气之所行也。上部人，耳前之动脉。在耳前陷中，其动应于手少阳脉气之所行也。中部天，手太阴也。谓肺脉在掌后寸口中，是谓经渠，动应于手也。中部地，手阳明也。谓大肠脉在手大指次指歧骨间，合谷之分，动应于手也。中部人，手少阴也。谓心脉在掌后锐骨之端，神门之分，动应于手也。下部天，足厥阴也。谓肝脉在毛际外，羊矢^②下一寸半陷中，五里之分，卧而取之，动应于手也。女子取太冲，在足大趾本节后二寸陷中是也。下部地，足少阴也。谓肾脉在足内踝后跟骨上陷中，太溪之分，动应于手也。下部人，足太阴也。谓脾脉在鱼腹上趋筋间，直五里下箕门，为内股之分，宽巩足单衣，沉取之乃得，动应于手也。候胃气者，当取足跗上冲阳之分，穴中脉动乃应于手也。故下部之天以候肝，地以候肾，人以候脾胃之气。中部之天以候肺，地以候胸中之气，人以候心。上部之天以候头角之气，地以候口齿之气，人以候耳目之气。三部者，三而三之，合则为九。九分为九野，九野为九脏。以是应天地之数。故神脏五，形脏四，合为九脏。所谓神脏者，肝藏魂，心藏神，脾藏意，肺藏魄，肾藏志也。以其皆神气居之，故曰神脏五也。所谓形脏者，皆如器外张虚而不屈，合脏于物，故云形脏也。四者，一头角，二耳目，三口齿，四胸中也。九候之相应也，上下若一，不得相失。一候后则病，二候后则病甚，三候后则病危。所谓后者，应不俱也。张澹初曰：此古圣慎重之诊，通身候转，病无隐焉。今则废其二，只以气口一

---

① 羊矢：经外穴名。

诊，犹而舛谬①。故录此，以备学者览焉。

持脉手法

滑伯仁②曰：诊脉之道，先调平自己气息，男子先诊左手，女人先诊右手。而以己之中指，按对彼之掌后高骨，是为关位。若不见脉，其人脉在手之上侧，须遍寻而得之，名曰反关脉。此亦百中之偶一耳，姑举以备，可预知而存之矣。既得关位，却齐下名、食二指。其人臂长，疏排其指；臂短，密排其指。初以食指轻按寸上，浮以消息之，次中按以消息之，次重按以消息之；上竟以消息之，下竟以消息之；推而外以消息之，推而内以消息之。然后中关名尺③，一一类此以消息之，复以三指合总以消息之，两手六部皆如是以消息之。要以一呼一吸之间，脉行四至为率④。呼出心肺，吸入肝肾，脾居其中，故五至而得胃气为平脉也。其有太过不及，即是病脉。看其入则应于何指而为病，不越乎八要也。外观形色，悉望闻问切之情，乃以各部参断而忠告之。如轻言谈笑，乱说是非，左右瞻顾，举止忽略者，乃庸下之医，仁人君子弗为也。

诊脉三要

滑伯仁曰：诊脉之要有三，一曰举，二曰按，三曰寻。轻手得之曰举，重手取之曰按，不轻不重委曲求之曰寻。初持脉

---

① 舛谬：错误。下同。
② 滑伯仁：即滑寿，字伯仁，晚号撄宁生。元末明初医家。著有《十四经发挥》《难经本义》等书。下同。
③ 中关名尺：意谓中指关位，无名指尺位。中，中指；名，无名指。
④ 率（lù）：频率。

轻手候之，脉见皮毛之间者，阳也，腑也，亦心肺之应也。重手按之，脉伏于肉下者，阴也，脏也，亦肝肾之应也。不轻不重而取之，其脉应乎血肉之间者，阴阳相适，中和之应，脾胃之候也。若浮中沉之不见，则委曲而求之。若隐若见，则阴阳伏匿之脉也。六脉皆然，今一一细陈之，庶使学者无遗蕴焉。

肺合皮毛，肺脉循皮毛而行，持脉指法如三菽之重。按在皮毛而得者为浮；稍稍加力，脉道不利者为涩；又稍加力，不及本位者为短，乃肺之带胃气而神应者也。

心合血脉，心脉循血脉而行，持脉指法如六菽之重。按至血脉而得为浮；稍稍加力，脉道粗者为大；又稍加力，脉道阔软者为散，乃心之带胃气而神应者也。

脾合肌肉，脾脉循肌肉而行，持脉指法如九菽之重。按至肌肉如微风轻颭①柳梢之状为缓；次稍加力，脉道敦厚为大，乃脾胃之王②气而神应者也。

肝合筋，肝脉循筋而行，持脉指法如十二菽之重。按至筋，而脉道如筝弦相似者为弦；次稍加力，脉道迢迢者为长，乃肝之带胃气而神应者也。

肾合骨，肾脉循骨而行，持脉指法如十五菽之重。按至骨上而得者为沉；次重按之，脉道无力为濡，举指来疾流利者为滑，乃肾之带胃气而神应者也。

以上五脏之平脉，务究极熟。一遇病脉，自然可晓。经曰先识经脉而后识病脉，正此之谓也。

---

① 颭（zhǎn 展）：风吹物体使之摇曳颤动。
② 王：通"旺"。

诊家枢要

经曰：脉者，气血之先也。气血盛则脉盛，气血衰则脉衰。气血热则脉数，气血寒则脉迟。气血微则脉弱，气血平则脉治。又人长则脉长，人短则脉短。性急人则脉急，性缓人则脉缓。男子左手脉大，女子右手脉大。男人尺脉常弱，女人尺脉常盛。又室女尼姑与老人之脉，皆濡而弱。此皆是其常也，反之者则为逆耳。

脉察六字

经曰：上下来去至止六字，为脉之神机也。不明六字，则阴阳虚实不别也。上者为阳，下者为阴；来者为阳，去者为阴；至者为阳，止者为阴。上者，自尺部上于寸口，阳生于阴也。下者，自寸口下于尺部，阴生于阳也。来者，自骨肉之分而出于皮毛之际，气之升也。去者，自皮肤之际而还于骨肉之分，气之降也。应曰至，息曰止也。

反关脉

反关脉者，不行于寸口，由肺列缺穴斜刺臂侧，入大肠阳溪穴而上食指，故名反关。有一手反关，有两手反关，此得于有生之初，非病脉也。其三部定位，九候浅深，与平常应见寸口无异。《脉经》谓之弟乘兄位。故崔紫虚①四字脉歌曰：平人无脉，移于外络，兄位弟乘，阳溪列缺。此脉，千百人中仅一耳。

---

① 崔紫虚：即南宋道士崔嘉彦，字紫虚（一作子虚），成纪（今甘肃天水）人。隐居庐山西原庵，行医授徒。著《脉诀秘旨》等书。下同。

无脉候

夫无脉之候，所因不一。久病无脉，气绝者死。暴病无脉，气郁可治。伤寒风痛，痰积经闭，忧惊折伤，关格吐利，运气不应，斯皆无忌。

脉贵有神

东垣[①]曰：不病之脉，不求其神，而神无不在也。有病之脉，则当求其神之有无。谓如六数七极，热也，脉中有力，即有神矣，为泄其热；三迟二败，寒也，脉中有力，即有神矣，为去其寒。若无力，即无神矣，将何恃耶？苟不知此而泄之去之，神将何以而生耶？故曰脉者，气血之先也；气血者，人之神也。

九候虽调肌肉大脱者不治

此岐伯欲人以脉合形也。盖形肉者，脾所主也。脾为中土，土者万物之母。观其形肉脱，则知脾坏于内而根本丧矣。即使九候虽调，犹未免于死也。形可以忽视乎哉？

男女异脉

男子以阳为主，两寸之脉常旺于尺。若寸弱尺盛者，肾不足也。肾不足则火盛，遗精淋浊，阴虚发热，咳嗽等症作矣。女人以阴为主，两尺脉常旺于寸。若尺弱寸盛者，上焦有余也。上有余下则亏，冲任不调，月事不准，崩带等症作矣。故不足

---

① 东垣：即李杲，字明之，晚号东垣老人。金元间名医。著有《脾胃论》《兰室秘藏》等数种医书。

固病，有余亦病，过犹不及也。

老少异脉

老弱之人，脉宜缓弱，若过旺者，病也。少壮之人，脉宜充实，若脉过弱者，亦病也。然尤有说焉，有老人脉旺而非躁，此天禀之厚，引年之叟也，名曰寿脉。若脉躁疾，有表无里，此孤阳也，其死近矣。有少年脉细而和缓，三部皆同，此天禀之静，清逸之士也，名曰清脉。

五脏六腑歌

《素问》曰：五脏者，藏精气而不泻，故满而不能实。六腑者，传化物而不藏，故实而不能满。

心脏歌

心脏身之精，小肠为弟兄。

心者一身之主，主藏精神，灵机莫测，应变无穷。主宰万事，无不是心经之运，故曰身之精。与小肠合为之表里，故曰弟兄。

象离随夏旺，属火向南明。

心为君火，象在离位，随夏而旺，向南而明，火之位也。

任物无纤巨，多谋最有灵。

任，承在也；纤，细也；巨，大也。心本虚灵，应事无迹，图谋事物，最是神灵。千绪万端，不问巨细，自能灵机应变。

内行于血海，外应舌将荣。

心生血，肝藏血。肝虽为血海，实由心经运行于肝也。舌乃心之苗，故外应之能荣，动而知味也。

七孔多聪慧，三毛上智英。

上智之人，心有七孔、三毛以通神明，自然聪颖智慧。若下愚者，未必有也。

反时忧不解，顺候脉洪平。

反时者，反其当时之脉也。心属火位，脉当浮洪，是为平脉。若反其时，脉当浮洪反得沉濡而细，是水克火也，故忧之不能解救矣。

液汗通津①润，声言爽气清。

心之液为汗，顺则通活津润。心之声为言，顺则气和言语清爽。

味苦颜赤色，喜黍恶炎蒸。

经云：其味苦，其色赤，其喜黍，其恶热是也。

伏梁秋得积，如臂系②脐紫。

心之积名曰伏梁，如手臂在脐上，环脐紫结而痛，以秋庚辛日得之。何也？乃肾病传心，心当传肺，肺以秋令适王，王者不受邪，心复还肾，肾不肯受，故当结为积。久不已，令人心烦。

顺视鸡冠色，凶看瘀血凝。

心属南方火位，视其色如鸡冠者顺，如瘀血黑结者逆，乃水来克火也，故曰凶。

诊时须审委，细察在精诚。

言诊脉之时，必审之委曲，细察病源，要精诚，不致差误也。

实梦忧惊怪，虚翻烟火明。

心气实则热，热则故梦惊恐怪异之事。心气虚则怯，怯则火炎，故梦烟火光明之事。

称之十二两，大小与常平。

心重一十二两，附着于脊之第五椎，居肺下膈上，中有七孔三毛，盛精汁三合，主藏神，大小常等。《素问·灵兰秘典论》曰：心者君主之官，神明出焉。

小肠广二五，三丈一尺零。

---

① 津：《勿听子俗解脉诀大全·心脏歌一》《脉诀刊误·心脏歌一》均作"皮"，义长。

② 系：《通真子补注王叔和脉诀·心脏歌一》《脉诀刊误·心脏歌一》均作"在"，义胜。

小肠大二寸，半径八分，分之少半；长三丈一尺，盛谷二斗四升，水六升二合，合之大半；后附于脊，左环回积叠十六曲。《素问·灵兰秘典论》曰：小肠者受盛之官，化物出焉。

肝脏歌

肝脏应春阳，连枝胆共房。

肝属木，应春而发生，阳和之象也。与胆为表里，胆附于肝之短叶，故曰共房。

色青形象木，位列在东方。

肝之色青，象木，位在东方，属甲乙也。

含血荣于目，牵筋爪运将。

含，藏也。肝藏血而为血海，开窍于目，筋爪属肝，皆血之荣养运用也。故曰目得血而能视，掌得血而能握，指得血而能捻，足得血而能步。

逆时生恚怒，顺候脉弦长。

肝经不顺，则常得恚怒；如得弦长之脉，斯顺候也。

泣下为之液，声呼是本乡。

泣泪者，肝之液。呼者，肝之声。本乡者，出于本脏也。

味酸宜所纳，麻麦应随粮。

酸者肝之味，得酸则喜。纳麻者，肝之谷，故曰随粮。一曰麦，盖麻麦皆肝之谷也。

实梦山林树，虚看细草芒。

肝实则梦山林大树，肝虚则梦细草芒芒。

积因肥气得，杯覆胁隅旁。

肝之积名曰肥气，在左胁下，如覆杯，以季夏戊己①日得之。何也？乃肺病传肝，肝当传脾，脾以季夏适王，王者不受邪，肝复还于肺，肺不肯受，故留结为积。久不愈，令人发咳逆、痎疟②，连岁不已。

---

① 己：原作"巳"，据文义，当为形误。
② 痎（jiē揭）疟：两日一发的疟疾。

翠羽身将吉，颜同枯草殃。

观其颜色如翠羽之青者吉，如枯草之色者殃。

四斤余四两，七叶两分张①。

肝重四斤四两，左三叶右四叶，附着于脊之第九椎，主藏魂。《素问》曰：肝者将军之官，谋虑出焉。

胆长三寸许，三两三铢囊。

胆长三寸，重三两三铢，藏于肝之短叶。胆有上口而无下口，故曰囊。《素问》曰：胆者，中正之官，决断出焉。

脾脏歌

脾脏象中坤，安和对胃门。

脾属中央戊己土，在卦为坤，在时为四季。与胃相和而为表里，故曰对门。

旺时随四季，自与土为根。

脾属土，旺于四季，辰戌丑未之月，每季旺十八日。故《月令记》谓：土旺用事。

味甘涎是液，藏意色黄敦。

土之味本甘，其液乃化为涎，主藏意。黄乃土之色，敦厚乃土之性。

磨谷能消食，荣身本在温。

脾胃为饮食之脏腑，脾胃和则能消磨五谷。荣养身体，本在温暖，不宜大寒。故土暖则万物生，土寒则万物死。

应唇通口气，连肉润肌臀。

脾之华在唇之四白，故曰应唇。脾气通于口则知五味，以养肌肉。肉分气实，则肌臀肥泽。

形广长三五，膏凝散半斤。

脾重二斤三两，扁广三寸，长五寸，有散膏半斤裹之，主藏意，温五脏。《灵兰秘典论》云：脾胃者，仓廪之官，五味出焉。

---

① 张：《脉诀刊误·五脏歌》为"行"。

顺时脉缓慢，失则气连吞。

脾脉本和缓，如春风舞柳，曰顺。脉来凑指如鸟吞食之状，即雀啄屋漏之意，乃脾气衰也，故曰失。

实梦歌欢乐，虚争饮食分。

歌乐皆发于脾，实则气血充满，故梦歌欢。虚则脾胃空虚，故梦争食。

湿多成五泄，肠响若雷奔。

脾喜燥而恶湿，如受湿过多则湿寒相搏，故脾胃如雷鸣奔响而泄泻也。五泄注见《难经》。

痞气冬为积，皮黄四体昏。

脾之积名曰痞气，在胃脘，覆如盘，大小不一，以冬壬癸日得之。何也？此乃肝病传于脾，脾当传于肾，肾以冬月适王，王者不能受邪，故脾复还于肝，肝不肯受，因留结而为积。久不愈，令人四肢不能收，发为黄疸，饮食不为肌肤。

二斤十四两，三斗五升存。

胃重二斤十四两，大一尺五寸，径五寸，长二尺六寸。其形横屈，盛谷二斗，容水一斗五升而满。一日常消水谷五升，七日消尽水谷则死。《内经》曰：平人七日不食则死，即此之谓也。

肺脏歌

肺脏最居先，大肠通道宣。

肺为五脏之华盖，居于最上，故曰最先。大肠为之腑，主传导诸物。

象兑随秋旺，金属五行牵。

在卦为兑，在时为秋，在五行属金，居西方之位也。

皮与毛相应，魂将魄共连。

肺主气，外应于皮毛。故皮毛者，肺之属也。肝藏魂，肺藏魄。《内经》曰：阳动阴静则魂游于魄，阴动阳静则魄游于魂。故曰共连也。

鼻闻香臭辨，壅塞气相煎。

鼻乃肺之窍，肺气和则能辨物之香臭，肺气病则鼻气壅塞而不见宽也。

语过多成嗽，疮浮酒灌穿。

肺主气，语言过多则伤中气，恐成劳嗽。经曰叠言朗诵则伤气是也。酒乃湿热之物，过多则湿热之气熏蒸于肺，肺气既伤则多生齄鼻①或酒刺而浮于面者也。

猪膏凝者吉，枯骨命难痊。

肺本西方庚辛金也，其色白要如猪膏之白，光润滑泽者曰吉，不欲如朽木枯骨之白，神离气散也，曰凶。

本积息贲患，乘春右胁边。

肺之积名曰息贲，在右胁下，大如覆杯，以春甲乙日得之。何也？乃心病传肺，肺当传肝，肝以春适王，王者不受邪，肺复还心，心不肯受，故留结为积。久不已，令人洒淅②寒热，喘嗽，肺气壅塞。

顺时浮涩短，反即大洪弦。

肺得浮涩而短是本位，顺。脉若洪大而弦，反候也。大洪乃心脉，火克金也。兼弦是肝木乘肺金，气大弱也，故凶。

实梦兵戈竞，虚行涉水田。

肺属秋金，主肃杀之令，故肺实则梦兵戈争竞之事；虚则梦涉水田者，金水母子相亲也。

三斤三两重，八叶散分悬。

肺重三斤三两，六叶两耳，凡八叶，四垂如盖，附着于脊之第三椎，中有二十四孔，行列布分，以通诸脏之气。故肺为五脏之华盖，主藏魄。《素问》曰：肺者相傅之官，治节出焉。

大肠广四寸，二丈一尺连。

大肠重二斤十二两，大四寸，径一寸之少半，长二丈一尺，受谷一斗，水七升半，主传导糟粕。《素问》曰：大肠者，传导之官，变化出焉。又名回肠，以其周回叠积，故曰回。

---

① 齄（zhā渣）鼻：俗称酒糟鼻。下同。
② 洒淅：寒颤貌。

肾脏歌

肾脏对分之，膀胱共合宜。

肾有两枚，相对而垂于腰之两旁。左为肾，右为命门，有水火之异焉。膀胱是其腑也。

旺冬身属水，在①北定无欺。

肾属水，旺于冬，位居北方，为壬癸水也。

两耳通为窍，发骨髓其滋。

肾之窍通于耳，其司在听。发、骨髓皆属肾。故人发早白者，肾虚也；骨痿髓空者，肾败也。

味咸归藿豆，精志自相随。

咸者肾味，故喜而归之。藿，菜也。豆，五谷之一也。皆肾之谷也。肾藏精与志，故精志备，自然相随而无病也。

沉滑当是本，浮缓厄在脾。

肾脉本当沉滑，是平。若遇浮缓，乃脾脉，是土来克水，为贼邪，故厄。

色同乌羽吉，形似炭煤危。

肾属北方壬癸水，其色本黑，然要黑如乌羽者，光彩明润也，故曰吉。不欲如煤者，黑暗而灰滞也，故曰危。

冷即②多成唾，焦烦水易亏。

肾属水脏，喜温而不喜寒。如寒冷过多则火衰，火衰则水盛而多唾。焦枯烦躁，心火盛也，火盛则水亏而多渴。

奔豚脐下积，究竟骨将痿。

肾之积名曰奔豚，在于小腹，上至心下。若豚之状，或上或下，奔走无时，故曰奔豚，以夏丙丁日得之。何也？乃脾病传肾，肾当传心，心以夏适

---

① 在：《通真子补注王叔和脉诀·肾脏歌一》《脉诀刊误·肾脏歌一》均为"位"，义长。

② 即：《通真子补注王叔和脉诀·肾脏歌一》《脉诀刊误·肾脏歌一》均为"积"，义胜。

王，王者不受邪，肾复还于脾，脾不肯受，故留结为积。久不愈，令人喘逆，少气，骨痿。

实梦腰难解，虚行涉①水湄。

腰者肾之腑，肾实则精血留聚，故梦腰有所系。肾虚则精竭而水亏，故梦溺于水湄。

一斤余二②两，腰脊对相垂。

肾有两枚，形如豇豆，重一斤二两，附着于脊之十四椎下，各开一寸半，主藏精与志。《素问》曰：肾乃作强之官，伎巧出焉。

膀胱是其腑，九两零二铢。纵横广九寸，肾下少腹居。

膀胱重九两零二铢，纵广九寸，居少腹大肠之侧。小肠下口乃膀胱上口，水液由是渗入焉。所以膀胱有下口而无上口，盛溺九升九合。《素问》曰：膀胱乃州都之官，津液藏焉，气化则能出矣。

诊脉赋

经曰：荣行脉中，卫行脉外。故脉者为气血之前③，所以主宰荣卫而不可须臾失也。脉字从月，从永者，谓得此可永岁月也。古脉字从血从辰，所以使气血各依分派而行经络也。医家由此以识经络之虚实、脏腑之寒热，由虚实寒热以定药之君臣佐使、补泻温凉。故先哲曰：脉理通乎神明，乃医家之首务也。若诚能精于脉，则吉凶生死无不知矣。

欲测病兮死生，须详脉兮有灵。

欲推测诸病之生死，则详诊六部之脉，必有灵验也。

---

① 涉：《勿听子俗解脉诀大全·肾脏歌一》《脉诀刊误.肾脏歌一》均作"溺"，义长。

② 二：《通真子补注王叔和脉诀·肾脏歌一》《脉诀刊误·肾脏歌一》均为"一"。

③ 前：当为"先"。《中藏经·脉要论》曰："脉者，乃气血之先也。"

左辨心肝之理，右察脾肺之情。

左手寸部诊心脉，关部诊肝脉。右手寸部诊肺脉，关部诊脾脉。

此为寸关所主，

心肝脾肺四脏，主于两手寸关部也。

肾即两尺分并。

肾有两枚，垂于腰之两旁。左为肾，属水；右为命门，属火。故肾在两尺部分诊也。细详见后。

三部五脏易识，

三部者，寸关尺也。五脏者，心肝脾肺肾也。此则容易认识，七诊九候须究心焉。

七诊九候难明。

七诊者，一静其心，存其神也；二忘外意，无思虑也；三均呼吸，定其气也；四轻指于皮肤之间，探其腑脉也；五稍重指于肌肉之间，取其胃气也；六再重指于骨上，取其脏脉也；七详察脉之往来息数也。九候者，三部之中各取浮中沉三法，三而三之，为之九候也。《内经》七诊九候法曰：七诊者，宜平旦，则如井之晨清且聚，一也；阴气未动，二也；阳气未散，三也；饮食未进，四也；经脉未盛，五也；络脉调匀，六也；气血未乱，七也，故乃可诊。至于仓卒病患，又不必拘于此论矣。九候者，三部各有浮中沉三候，三而三之，为之九候也。浮以候表，头面皮毛汗腠之属也；沉以候里，脏腑二便骨髓之属也；中者无过不及，非表非里而无病之可议，《中庸》所谓天下之正道也。反之者病。

昼夜循环荣卫，须有定数。

血为荣，气为卫。荣行脉中，卫行脉外。一昼一夜，行阳二十五度，行阴二十五度，荣卫共行五十度周于身，故曰有定数也。详见《难经》。

男女长幼大小，各有殊形。

男子属阳，面南受气，寸强尺弱；女子属阴，面北受气，寸微尺盛；老人脉濡而缓；幼人脉数而急；肥人脉常沉；瘦人脉常浮。故各有殊形也。

复有节气不同，须知春夏秋冬。

五日为一候，三候为一气，三气为一节，二节为一季，四季为一岁。故一岁之中，有三百六十日，七十二候，二十四气，八节四季之令，与夫春温、夏热、秋凉、冬寒之气候，各有不同也。

建寅卯月兮木旺，脉弦长以相从。

正月建寅，二月建卯，乃足少阳胆经与足厥阴肝经木旺之时，二经相为表里。木当春而发生也，故其脉来弦而长。然弦长中要带和缓，为有胃气。余脏仿此。

当其巳午，心大而洪。

四月为巳，五月为午，乃手太阳小肠经与手少阴心经火旺之时，二经相为表里。火性炎上，故其脉来洪大也。

脾属四季，迟缓为宗。

四季，乃辰戌丑未之月也。当此之月，乃足太阴脾经与足阳明胃经土旺之时，二经相为表里。土性厚重，所以寄旺于四季，故其脉来和缓而迟也。

申酉是金为肺，微浮短涩宜逢。

七月为申，八月为酉，乃手太阴肺经与手阳明大肠经金旺之时，二经相为表里。肺居在上，其体轻浮，故其脉来短涩而微浮。

月临亥子，是乃肾家之旺，得其沉细而滑，各为平脉之容。

十月为亥，十一月为子，乃足少阴肾经与足太阳膀胱经水旺之时，二经相为表里。水性下流，故其脉来沉细而滑。

既平脉之不衰，

言诊五脏之脉，四时随经所旺而不衰，故为之平也。

反见鬼兮命危。

如春见短涩，夏见沉细，秋见洪大，冬见迟缓，四季见弦长，皆谓鬼贼相克之脉，故为相反而危殆也。

儿扶母兮瘥速，

若心见迟缓，肝见洪大，肺见沉细，脾见短涩，肾见长弦，是子来扶养于母，亦相生之道也，虽病易瘥。何也？经曰：从前来者为实邪，从后来者为虚邪。又曰：虚则补其母，实则泻其子。今心见脾脉，肝见心脉，是从前来之实邪也，故泻之而愈。

　　母抑子兮退迟。

　　谓肾病传肝，肝病传心，心病传脾，脾病传肺，肺病传肾，为母来传子，病虽不死，稽迟难愈。详见《难经》。

　　得妻不同一治，生死仍须各推。

　　我克者为妻，假如心得肺脉，肝得脾脉，谓夫得妻脉也。然妻来乘夫，虽不为正克，生死各有推断也。解见下文。

　　假如春得肺脉为鬼，得心脉乃是肝儿，肾为其母，脾则为妻。

　　五行木火土金水，相生者也；木土水火金，相克者也。假如春属肝木，见肺金脉，为克我之鬼贼也；见心脉，为我生之子也；见肾脉，为生我之母也；见脾脉，为我乘之妻也。其夏秋冬三季，皆仿此而推。详见五邪图。

　　春得脾而莫疗，冬得心而不治，夏得肺而难瘥，秋得肝亦何疑。

　　春得脾而莫疗者，盖言春中不见肝脉而独见脾者。春乃肝木，主令发生之时，而不见本脏之脉，是肝木自衰矣。又独是脾土之脉，恐土旺生金，金来刑木，故可畏也。若春令脉弦而带和缓，为木胜土之微邪，不足虑也。其夏秋冬三时，仿此而推。

　　此乃论四时休旺之理，明五行生克之义。

　　此二句结上文之意。

　　举一隅而为例，则三①隅而可知也。

　　隅，屋角也。言一隅既明，诸隅可知；一理既明，诸义可推也。

诊脉入式歌

　　左心膻中肝胆肾，

　　左者，左手寸关尺三部也。左寸诊心与膻中之脉，左关诊肝于胆之脉，

卷之上

三五

左尺诊肾与小肠、膀胱之脉。歌句中不言膀胱者，包不尽也。原诀中言左寸诊心与小肠之脉，右寸诊肺与大肠之脉者，特因心与小肠为表里，肺与大肠为表里也。殊不知脏腑经络虽有表里，而部位上下自有分别。岂可以大小肠在至下之位，而诊在至上之部者乎？滑伯仁以左尺候小肠膀胱前阴之病，右尺候大肠后阴之病，可称千古只眼，而终莫能正是伪。《脉诀》出，以讹承讹，而至于今。予今略为改正，其精察详审见《刊误》《质疑》《医统》《医证》《顺生微论》等书。详细见前图中。

右肺胸中脾胃命。

右者，右手寸关尺三部脉也。右寸诊肺与胸中之脉，右关诊脾胃之脉，右尺诊命门大肠之脉。歌句不言大肠者，亦包不尽也。按《内经》云：肾有两枚，形如豇豆，分列腰脊十四椎之两旁各开一寸五分。其两肾之中间陷中为之命门，盖一阳居于二阴之中，而成乎坎也。此为真元之根本，故曰命门。今以右尺为命门者，其说有自来也。人身五脏，左尺肾水而生左关肝木，左关肝木而生左寸心火，左寸心火而生右尺肾少火，右尺肾少火而生右关脾土，右关脾土而生右寸肺金，右寸肺金复生左尺肾水，是肾左属水而右属火明矣。人有重疾，而医诊右尺命脉以定生死吉凶者，盖五行惟火易灭，其次水易涸，金木土有形质之物而难尽。故诊右尺以知火之存灭，而定生死也。此火灭则无以生脾土，故死。此火存尚能生脾土，故可生。所以，世人多诊此脉以定生死。细详见前图中。

女人面北受气看，寸关尺部同断病。

男子面南受气，两寸向南，两尺向北，故寸脉常盛，尺脉常弱。女子面北受气，两尺向南，两寸向北，故寸脉常弱，尺脉常盛。诊得男子得女人脉为不足，女人得男子脉为太过，皆病也。是故，女人尺脉与男子尺脉常相反。其三部之候症，男女得病同断之。详见《难经》。

心与膻中居左寸，肝胆同归左关定。

心与膻中脉同居左手寸口，肝与胆脉同居左手关中也。

肾居尺脉合膀胱，

肾与膀胱脉同居左手尺部也。

小肠亦在此部询。

小肠虽与心为表里，而位在脐下，接连膀胱上口，故诊当同在左尺也。而《脉诀》云在左寸，岂不谬哉。

　　肺与胸中居右寸，脾胃脉从关里认。

肺与胸中之脉同居右手寸口，脾与胃脉同居右手关中。

　　右尺命门并大肠，

命门与大肠同居右手尺部。

　　用心仔细须寻趁。

言医人仔细寻察病人之脉，必六部之中往来各得其平而相趁也。

　　若诊他脉覆手取，要自看时仰手认。

此言以手诊脉之法也。若诊他人之脉，必覆着手取。要看自己之脉，必仰着手认也。

　　三部须教指下明，九候了然心里印。

三部者，寸关尺也。寸为上部，关为中部，尺为下部。上部法天，候胸中以上至头之有疾者也；中部法人，候膈以下至脐之有疾者也；下部法地，候脐以下至足之有疾也。三部之中，各得浮中沉三候。浮于上为阳，以候表；沉于下为阴，以候里；不浮不沉，上下之间谓之中，阴阳相半，以候胃气。诊脉之际，必教三部指下分明，九候了然印于心，何愁疾之不瘳也。

　　大肠共肺为传送，

经云：大肠者，传导之官，变化出焉，能传化糟粕而出也。肺不能传送，大肠乃肺之腑，故连言之。

　　心与小肠为受盛。

经云：小肠者，受盛之官，化物出焉。心不能化物，小肠乃心之腑，故连言之。

　　脾胃相通五谷消，

脾胃者，仓廪之官，五味出焉。脾近于胃而膜相连，故能相通运化而五谷消矣。《内经》曰：肝之谷麦，心之谷黍，脾之谷粱，肺之谷稻，肾之谷

---

①　流：此字原漫漶，据清大文堂本补。

豆，是五谷以配五脏，学者当知。

膀胱肾合为津庆。

膀胱者，州都之官，津液藏焉，气化则能出矣。肾主五液，膀胱与肾连合而津液流通，乃为身之庆也。

三焦位居上下中，自在胸腹皆相应。

三焦者，上焦中焦下焦也。《灵兰秘典论》曰：上焦在心下下膈，主纳而不出。心肺若无上焦，何以宗主荣卫？中焦在胸中脘，主不上不下。脾胃若无中焦，何以腐熟水谷？下焦在脐下一寸，主出而不纳。肝肾若无下焦，何以流①决津液？所以分上中下三部，在于胸膈腹间，上下相应，而运用无穷也。《灵枢经》曰：上焦如雾，中焦如沤，下焦如渎。此以膈②为上焦气之原也，胸为中焦血之原也，腹为下焦水之原也。位分不同，而治③主亦异。吕氏曰：三焦者，如天地有三元，生成万物④也。人法天地，故有三焦。所以，宗主荣卫，腐熟水谷，流决津液而荣养百骸也。元者，元气也。天地若无上元，何以运行日月星斗，更迭寒暑。天地若无中元，何以运行风云雷雨，霜雪冰雹，阴晴晦明。天地若无下元，何以生长五谷草木山林，及江河湖海滔滔不息也。沈氏曰：吕氏拉出三元喻三焦，深有意趣，此发前人未发之意。

肝胆同为津④液府⑤，能通眼目为清净。

肝之窍开于目，而胆附于肝，故肝胆同运则津液自生，上通眼目，清明净亮也。

智者能调五脏和，自然察认诸家病。

言高明上智之士，自能调和五脏六腑，察认诸家之病也。

掌后高骨号为关，骨下关脉形宛然。

掌之后高骨，乃手腕骨也。关脉见此骨下。

---

① 膈：此字原脱，据清大文堂本补。
② 治：此字原漫漶，据清大文堂本补。
③ 万物：此二字原漫漶，据清大文堂本补。
④ 津：原作"精"，据《脉诀刊误·诊候入式歌》改。
⑤ 府：原作"腑"，据《脉诀刊误·诊候入式歌》改。

次第推排三部脉，配合天地人三元。

下指先定准关脉，为之中部，然后安排上下二部。上部法天，即寸也；中部法人，即关也；下部法地，即尺也，是以譬之三元。

关前为阳名寸口，关后为阴名尺泽。

关以上谓之前，属阳，名寸口；关以下谓之后，属阴，名尺泽；关界乎中也。《难经》曰：从关至尺泽穴当一尺，故名曰尺，为阴之所治也。从关至鱼际穴当一寸，故名曰寸，为阳之所治也。又阴得尺中一寸，阳得寸内九分，始终一寸九分，故曰尺寸也。

关前关后别阴阳，察脉根源应不忒①。

关前为阳，关后为阴。浮②脉为阳，沉脉为阴。浮主于表，沉主于里。此言尺寸③俱有浮沉阴阳，非止寸口独有浮，尺部独有沉也。知乎此，则察病根源岂有差忒哉！

一息四至号平和，更加一至亦无痾④。

一呼一吸为一息。一息之间，脉来四至为平和，若得五至，亦无病也。经曰：呼出心与肺，吸入肝与肾。脾受谷气于中，在呼吸之间也。

三迟二败冷危困，六数七极热生多。

一息三至曰迟，二至曰败，皆阴太过而阳不及，由寒冷之所致也。一息六至曰数，七至曰极，皆阳太过而阴不及，由热之所致也。

八脱九死十归墓，十一十二绝魂嗟⑤。

一息八至，是阳覆于阴也，阴不胜阳则脱。一息九至，是阳阐于阴也，无阴则死。十至亦然。十一、十二至，皆是阴阳并绝之脉也。

一息一至着床害，两息一至死非怪。

一息一至、两息一至者，总皆阴阳并绝之死脉，故曰非怪。

---

① 忒（tè 特）：差错。
② 浮：此字原脱，据清大文堂本补。
③ 尺寸：此二字原脱，据清大文堂本补。
④ 痾（ē 婀）：病。如痾瘵、痾疢。下同。
⑤ 嗟（jiē 节）：文言叹词。《脉诀刊误·诊候入式歌》作"瘥"。

迟冷数热古今传，《难经》越度分明载。

迟则为冷，数则为热。冷则为阴，热则为阳。人之脉，一息四至五至为平，六至以上皆为之热，三至以下皆为之冷。而秦越人《难经》内，其法度已载之明白矣。此二句总结上文之意。

热积生风冷生气，用心指下叮咛记。

热积多则生风，冷积多则动气，此则重申冷热之意也。总之，叮咛医家要用心于指下，审察寒热虚实之理也。

春弦夏洪秋似毛，冬石依经分节气。

春季肝木主令，其脉当弦。夏季心火主令，其脉当洪。秋季肺金主令，其脉当浮涩而短曰毛。冬季肾水主令，其脉当沉细而滑曰石。然四时之脉，必依经旨①，合节气而见为顺也。反则为病矣。

阿阿缓若春杨柳，此是脾家居四季。

阿阿，宽舒之貌。言脾脉譬如春之杨柳，其风和，其枝嫩，动摇宽舒缓慢，则是脾之正脉。然脾经旺于四季，辰戌丑未之月各主十八日。当此之时，土王用事而脾家更健旺也。

在意专心察细微，灵机晓解通玄记。

此言为医者，必专心在意，沉潜体悟脉理之精微，则识病之应变灵机自然晓悟之，岂不通玄哉。

浮芤滑实弦紧洪，名为七表属阳宫。

此七脉者，皆属乎表，阳也。

微沉缓涩迟并伏，濡弱为阴八里同。

此八脉者，皆属乎里，阴也。

长短虚细促动结，代革同归九道中。

此九脉者，属乎阴阳相半。如长动促，阳也；短虚细结代革，阴也。

更有数牢散三脉，二十七脉名须穷。

数与牢者，阳也。散者，阴也。

---

① 旨：此字原脱，据清大文堂本补。

血荣气卫定息数，一万三千五百通。

血为荣，气为卫。荣行脉中，卫行脉外，昼夜周流运行不息。一日一夜，呼吸定息，通计一万三千五百息也。

昼夜八百一十丈，呼吸定息六寸行。

凡人之一呼一吸为一息，脉行六寸。昼夜以一万三千五百息算之，共行八百一十丈也。

十二经络周流遍，一十六丈二尺零。

十二经络始于手太阴肺经，终于足厥阴肝经，共长十六丈二尺。昼夜循环五十度算之，得八百一十丈。

［批］以下诸脉主病。

浮风芤血滑多痰，

浮主风者，风气浮荡也。芤主血虚失血，血属阴，阴道常乏，故中间空也。滑主血多，随气壅上为痰。

实热弦劳紧痛间。

实主气，实有热，血随气行，气血俱热也。弦主劳伤，气血拘敛也。紧主邪搏，气血沸乱，故痛也。

洪热微寒脐下积，

洪乃气血燔灼，表里热极。微乃气血虚寒，脐下冷积，作①痛作泻。

沉因气痛缓皮顽。

沉为气郁于里，故疼痛。缓若非时得之，则气血不周，故皮肤顽痹麻木也。

涩则伤精阴血败，

涩主精血枯燥，男子得之房劳伤精，女子有胎得之为胎中少血作痛，无孕得之为瘀血滞也。

又闻迟冷伏关格②。

---

① 作：此字原脱，据清大文堂本补。
② 关格：原为"格关"，据文义乙转。

迟为阳虚里寒，多见冷症。伏乃阴阳潜伏，主关格闭塞也。

濡多自汗偏宜老，

濡主气血衰疲，阳虚自汗。老人气血已衰，故宜。壮年气血强壮，故危。

弱脉精虚骨体酸。

弱脉主真元精气虚极，骨髓空虚，故作酸痛。若年老之人得之，亦无妨也。

长则气理短则病，

长乃气血有条理而不乱，虽有病易治。短为气血衰少，又主酒病，因酒多伤神故也。

诸病见短难治。

细为气乏代衰然。

细本元气不足，精血虚乏也。代乃元气衰极，他脏代至死脉也。

促为热极结为积，

促乃阳盛而阴不相济，热蓄于里也。结乃阴盛而阳不相入，内外邪滞为积也。

虚惊动脱血频来。

虚主气血俱虚，故多恍惚惊悸，又主伤暑自汗。动亦虚劳之脉，主脱而崩中、漏下、泄痢，血分之疾也。

数则心烦大病进，

数乃热极之脉也，主心烦发狂，大热之症。

[批] 大亦洪盛之脉。大为邪盛，气血虚弱，不能相制，故病进也。

革为精漏血虚寒。

革乃变易血气去留常度，男子不交精泄，女子崩中漏下，有孕为半产。总之，虚寒怪脉也。

牢坚里急心腹痛，

牢为邪气在里，故里急心腹疼痛也。

散似杨花气不全。

散乃真气离散之意，故知气不全也。

［批］以下诸脉，相类相反，主病有同有异。

按平弦而若紧，欲识涩而似微。浮芤其状相反，沉伏殊途同归。洪与实而形同仿佛，濡与弱而性带依稀。滑动体殊不一，革牢按之似疑。缓比迟之小快，结促指下疾迟。虚散薄而无力，代则歇而中止。

各脉形状，俱详见于后。但此等脉体有相类者，有相反者，有主病相同者，有主病相异者，总在医家临期审辨而施治之。又诸脉相类歌曰：浮似芤，芤则中断浮不断。浮似洪，力薄为浮厚者洪。浮似虚，轻手为浮无力虚。滑似动，滑珠朗朗动混混。滑似数，滑利往来数至多。实似革，革按不移实大长。弦似紧，弦言有力紧言象。洪似大，大按无力洪有力。微似涩，涩短迟细微如毛。沉似伏，伏极其沉深复深。缓似迟，缓均迟之仍小快。迟似涩，迟息三至涩短难。弱似濡，濡力柔薄弱如无。结促代，结缓促数止无定，代歇有常命鲜回。散似大，散形缓慢里全无，大则其中还翕翕。①

先辨此情，后论其理，更复通于药性，然后可以为医。

此言为医者，既能辨诸脉之情，又能论五行生克之理，更复通于药性温凉补泻之法，斯乃可以为医也。

既已明其诸脉，须知疾之所有。

既明诸脉之形，则主病之寒热虚实无不②知矣。

［批］以下论三部诸脉主病。

寸脉急而头痛，弦为心下之咎。紧是肚痛之征，缓即皮顽之候。微微冷入胸中，数数热居胃口。滑主痰多，涩而血少。胸连胁满，只为洪滑而莫差。项引背痛，多缘沉紧而不谬。

此一节论寸口诸脉之主病也。

更过关中，浮缓不餐。紧牢痛满，喘急难痊。弱以数兮，胃之虚热。弦以滑兮，胃之食痰。微涩心下胀满，沉兮膈上吞

---

① 翕翕：翕，动也，盛也。翕翕，即一张一合之貌。
② 无不：此二字原脱，据清大文堂本补。

酸。弱即宜为虚视，沉实须作食看。下肿缘濡，女萎散疗之在急，水症因伏，牵牛汤泻则令安。

此一节，论关中诸脉之主病也。

尔乃尺中脉滑，定知女经不调。男子遇此之候，必主小腹难消。伏脉谷兮不化，微即腹痛无憀憀者，赖也。数缘内热便壅大小便壅塞也，迟是寒于下焦。胃冷呕逆涩候，腹胀阴疝弦牢。紧则痛居其腹，沉乃疾在其腰。濡数浮芤，皆主小便赤涩。细详如此之候，何处能逃。

此一节论尺部诸脉之主病也。

［批］以下论妇人妊娠脉。

若问女子何因，尺中不绝胎脉方真。

不绝，谓脉滑而流利不绝也。肾居尺部，男子藏精，女子系胞，若脉滑而流利必有孕矣。

太阴洪而女孕，太阳大而男娠。

太阴指右手，谓手足太阴皆在右手也；太阳指左手，谓手足太阳皆在左手也。

若遇俱洪而当双产，此法推之其验若神。

若两手俱洪，谓阴阳俱盛，必双胎也。

月数断之，各依其部。假令中冲者动，此乃将及九旬。

《灵枢经》曰：中冲应足阳明胃经，少冲应手太阳小肠，太冲应手阳明大肠。故知中冲主三四个月，少冲主五六个月，太冲主七八个月。今则中冲足阳明胃脉滑疾而动，知受孕三月矣。余经仿此。

［批］此以下论七绝脉。

患者欲知生死，须详脉之动止。

此言要知患者之生死吉凶，须详脉之动状也。此以下，论诸脉之死候也。

弹石劈劈而又急，

劈劈，逼迫之貌。弹石之脉，若坚硬之物击于石上，劈劈然寻之却散①绝。此肾气已绝，胃气空虚也。

解索散散而无聚。

解索之脉，犹解乱索之状，指下数动，乍疏乍数，无复②次序。缘精枯血竭，心脾两绝也。

雀啄顿木而又住，

雀啄之脉，犹雀啄食，连连凑指且坚且锐，忽然顿绝，良久复来。此肝经绝也。

屋漏将绝而复起。

屋漏之脉，状如屋上之水残漏于地，良久一滴，四畔溅起无力。此皆脾胃衰绝，心肺败也。

虾游冉冉而进退难寻，

虾游之脉，若虾之游水，始则冉冉不动，少焉瞥③然惊跳而去，杳然不见，良久指下又准前来。此脾胃两绝，魂离魄散也。

鱼翔澄澄而迟疑掉尾。

又曰鱼翔，犹鱼之在水中，头身贴然不动而尾悠摇之状，良久倏然沉没。此心气已绝，荣卫两亡，五脏俱败也。

釜沸之脉涌如羹，一占此脉旦夕死。

釜沸之脉在皮肤间，有出无入，泳泳如羹上波。旦诊夕死，夕诊旦死，脏气绝矣。

嗟乎！遇此之候，定不能起。总④有丸丹，天命而已。

此结上文之意，见此七种脉则不可治也。

复有困重沉沉，声音劣劣。寸关虽无，尺犹不绝。往来息均，踝中不歇。如此之流，何忧殒灭。

---

① 散：此字原脱，据清大文堂本补。
② 复：此字原脱，据清大文堂本补。
③ 瞥：短暂地看看。此处意谓"很快地"。
④ 总：《勿听子俗解脉诀大全·脉赋》作"纵"，义胜。

沉沉，是神昏也。岁岁，是少气也。息均，是脉息调匀也。踝中不歇，是足太溪之脉动而不止也。流，类也。殒灭，是殁灭。言上七脉一见，则不可治也。若遇此类之病，尚可治之，须参芪大补之。

　　经文具载，树无叶而有根。人困如斯，垂死乃当更治。

　　此结上文之意。详《难经·十四难》，谓人之有尺，如树之有根，虽沉困犹可治也。

卷之下

濒湖二十七脉歌

此李时珍奇经八脉内者，其理精详，其词简要。诸家脉莫妙于此，故摘入之。

浮^{阳也}

浮脉，举之有余，按之不足《脉经》。如微风吹鸟背上毛，厌厌聂聂_{轻泛貌}，如循榆荚①《素问》。如水漂木_{崔氏}。如捻葱叶_{黎氏}。

浮脉法天，有轻清在上之象。在卦为乾，在时为秋，在人为肺，又谓之毛。太过，则中坚旁虚，如循鸡羽，病②在外也；不及，则气来毛微，病在中也。《脉诀》言寻之如太过，乃浮兼洪紧之象，非浮脉也。

［体状诗］浮脉惟从肉上行，如循榆荚似毛轻。三秋得令知无恙，久病逢之却可惊。

［相类诗］浮如木在水中浮，浮大中空乃是芤。拍拍而浮是洪脉，来时虽盛去悠悠。

浮脉轻平似捻葱，虚来迟大豁然空。浮细而柔③方为濡，散似杨花无定踪。

浮而有力为洪，浮而迟大为虚，虚甚为散。浮而无力为芤，浮而柔细为濡。

---

① 如循榆荚：《素问·平人气象论》篇为"如落榆荚"。张介宾注曰："如落榆荚，轻浮和缓貌。"

② 病：此字原脱，据《濒湖脉学·浮脉》补。

③ 浮细而柔：《濒湖脉学·浮脉》作"浮而柔细"。

［主病诗］浮脉为阳表病居，迟风数热紧寒拘。浮而有力多风热，无力而浮是血虚。

寸浮头痛眩生风，或有风痰聚在胸。关上土衰兼木旺，尺中溲便不流通。

浮脉主表，有力表实，无力表虚。浮迟中风，浮数风热，浮紧风寒，浮缓风湿，浮虚伤暑，浮芤失血，浮洪虚热，浮散劳极。

沉_{阴也}

沉脉，重手按至筋骨乃得《脉经》。如绵裹砂，内刚外柔_{杨氏}。如石投水，必极其底。

沉脉法地，有渊泉在下之象。在卦为坎，在时为冬，在人为肾，又为之石，亦曰营。太过则如弹石，按之益坚，病在内①也；不及则气来虚微，去如数者，病在中也。《脉诀》言缓度三关，状如烂绵者，非也。沉有缓数及各部之沉，烂绵乃弱脉，非沉也。

［体状诗］水行润下脉来沉，筋骨之间软滑匀。女子寸兮男子尺，四时如此号为平。

［相类诗］沉帮筋骨自调匀，伏则推筋着骨寻。沉细如绵真弱脉，弦长实大是牢形。

沉行筋间，伏行骨上。牢大有力，弱细无力。

［主病诗］沉潜水蓄阴经病，数热迟寒滑有痰。无力而沉虚与气，沉而有力积并寒。

寸沉痰郁水停胸，关主中寒痛不通。尺部浊遗并泄痢，肾虚腰及下元恫②。

沉脉主里，有力里实，无力里虚。沉则为气，又主水蓄。沉迟痼冷，沉数内热，沉滑痰食，沉涩气郁，沉弱寒热，沉缓寒湿，沉紧冷痛，沉牢冷积。

---

① 内：《濒湖脉学》作"外"。

② 恫（tōng 通）：病痛。

迟阴也

迟脉，一息三至，去来极慢《脉经》。

迟为阳不胜阴，故脉来不及。《脉诀》言重手乃得，是有沉无浮。一息三至，甚为易见。而曰隐隐，曰状且难，是涩脉矣，其谬可知。

[体状诗] 迟来一息至惟三，阳不胜阴气血寒。但把浮沉分表里，消阴须益火之源。

[相类诗] 脉来三至号为迟，小快于迟作缓持。迟细而难知是涩，浮而迟大以虚推。

三至为迟，有力为缓，无力为涩，有止为结。迟甚为败，浮大而软为虚。黎氏曰：迟小而实，缓大而慢，迟为阴盛阳衰，缓为卫盛营弱，宜别之。

[主病诗] 迟司脏病或多痰，沉痼癥瘕仔细看。有力而迟为冷痛，迟而无力定虚寒。

寸迟必是上焦寒，关主中寒痛不堪。尺是肾虚腰脚重，溲便不禁疝牵丸。

迟脉主脏，有力冷痛，无力虚寒。浮迟表寒，沉迟里寒。

数阳也

数脉，一息六至《脉经》。脉流薄疾《素问》。

数为阴不胜阳，故脉来太过。浮沉迟数，脉之纲领。《素问》《脉经》皆为正脉。《脉诀》立七表八里，而遗数脉，止歌于心脏，妄甚矣。

[体状诗] 数脉息间常六至，阴微阳盛必狂烦。浮沉表里分虚实，惟有儿童作吉看。

[相类诗] 数比平人多一至，紧来如数似弹绳。数而时止名为促，数见关中动脉形。

数而弦急为紧，流利为滑。数而时止为促，数甚为极。数见关中为动。

[主病诗] 数脉为阳热可知，只将君相火来医。实宜凉泻虚温补，肺病秋深却畏之。

寸数咽喉口舌疮，吐红咳嗽肺生疡。当关胃火并肝火，尺属滋阴降火汤。

数脉主腑，有力实火，无力虚火。浮数表热，沉数里热。气口数实肺痈，数虚肺痿。

滑 阳中阴也

滑脉，往来前却，流利展转，替替然①如珠之应指《脉经》。漉漉如欲脱。

滑为阴气有余，故脉来流利如水。脉者，血之府也。血盛则脉滑，故肾脉宜之。气盛则脉涩，故肺脉宜之。《脉诀》言按之即伏，三关如珠，不进不退，是不分浮滑、沉滑，尺寸之滑也。今正之。

[体状并相类诗] 滑脉如珠替替然，往来流利却还前。莫将滑数为同类，数脉惟看至数间。

滑则如珠，数则六至。

[主病诗] 滑脉为阳元气衰，痰生百病食生灾。上为呕吐下蓄血，女脉调时定有胎。

寸滑膈痰生呕吐，吞酸舌强或咳嗽。当关宿食肝脾热，渴痢癞②淋看尺部。

滑主痰饮。浮滑风痰，沉滑食痰，滑数痰火，滑短宿食。《脉诀》言关滑胃寒，尺滑脐似水，与《脉经》言关滑胃热、尺滑蓄血、妇人经病之旨相反。其谬如此。

涩 阴也

涩脉，细而迟，往来难，短且散，或一止复来《脉经》。参

---

① 替替然：交替往来。喻滑脉应指如珠往来流利。

② 癞（tuí 颓）：病名。癞又称癞疝、阴癞，是肠癞、气癞、水癞、卵胀之总称。下同。

删注脉诀规正

五〇

伍不调《素问》。如轻刀刮竹《脉诀》。如雨沾沙通真子①。如病蚕食叶。

涩为阳气有余，气盛则血少，故脉来蹇滞，而肺脉宜之。《脉诀》言指下寻之似有，举之全无，与《脉经》所云，绝不相干。

　　[体状诗] 细迟短涩往来难，散止依稀应指间。如雨沾沙容易散，病蚕食叶慢而艰。

　　[相类诗] 参伍不调名曰涩，轻刀刮竹短而难。微似秒芒②微软甚，浮沉不别有无间。

细迟短散，或时一止，曰涩。极细而软，重按若绝，曰微。浮而柔细，曰濡。沉而柔细，曰弱。

　　[主病诗] 涩缘血少或伤精，反胃亡阳汗雨淋。寒湿入营为血痹，女人非孕即无经。

　　寸涩心虚痛对胸，胃虚胁胀察关中。尺为精血俱伤候，肠结溲淋或下红。

涩主血少精伤之病，女人有孕为胎病，无孕为败血。杜光庭③云：涩脉独见尺中，形同代者④为死脉。

虚阴也

　　虚脉，迟大而软，按之无力，隐指豁豁然空《脉经》。

崔紫虚云形大力薄，其虚可知。《脉诀》言寻之不足，举之有余，止言浮脉，不见虚状。杨仁斋⑤言状似柳絮，散漫而迟。滑氏言散大而软。皆是散

---

　　①　通真子：即北宋医家刘元宾，字子仪，号通真子。撰有《通真子补注王叔和脉诀》等书。下同。
　　②　秒芒：谷物种子壳上芒，喻细微、微小。
　　③　杜光庭：字圣宾，号东瀛子，又号广成先生。唐末五代时医家。著有《玉函经》等书。
　　④　形同代者：《濒湖脉学·涩脉》为"形散同代"。
　　⑤　杨仁斋：即杨士瀛，字登父，号仁斋。南宋医家。著有《仁斋直指方论》《伤寒类书活人总括》等书。

卷之下

五一

脉，非虚也。

[体状并相类诗] 举之迟大按之松，脉状无涯类谷空。莫把芤虚为一例，芤来浮大似慈葱。

虚脉浮大而迟，按之无力。芤脉浮大，按之中空。虚为血虚，芤为脱血。浮散二脉，见浮脉。

[主病诗] 脉虚身热为伤暑，自汗怔忡惊悸多。发热阴虚须早治，养荣益气莫蹉跎。

血不荣心寸口虚，关中腹胀食难舒。骨蒸痿痹伤精血，却在神门两部居。

经曰：血虚脉虚。曰：气来虚微为不及，病在内。曰：久病脉虚者死。

实 _{阳也}

实脉，浮沉皆得，脉大而长，微弦应指愊愊然《脉经》。

愊愊，坚实貌。《脉诀》言如绳应指来，乃紧脉，非实脉也。

[体状诗] 浮沉皆得大而长，应指无虚愊愊强。热蕴三焦成壮火，通肠发汗始安康。

[相类诗] 实脉浮沉有力强，紧如弹索转无常。须知牢脉帮筋骨，实大微弦更带长。

浮沉有力为实，弦急弹指为紧，沉而实大微弦而长为牢。

[主病诗] 实脉为阳火郁成，发狂谵语吐频频。或为阳毒或伤食，大便不通或气疼。

寸实应知面热风，咽疼舌强气填胸。当关脾热中宫满，尺实腰肠痛不通。

经曰：血实脉实。曰：脉实者水谷为病。曰：气来实强是谓太过，病自外也。《脉诀》言尺实小便不禁，与《脉经》尺实小腹痛小便难之说，何反？

洁古①不知其谬，诀为虚寒，药用姜附，愈误矣。

长 阳也

长脉，不大不小，迢迢自若 朱氏。如循②长竿末梢为平，如引绳如循长竿为病 《素问》。

长脉有三，在时为春，在人为肝，在症为有余之病。又曰：心脉长，神强气壮；肾脉长，蒂固根深。经曰：长则气治。皆言平脉也。

［体状并相类诗］过于本位脉名长，弦则非然但满张。弦脉与长争较远，良工尺度自能量。

实牢弦紧，皆兼长脉。

［主病诗］长脉迢迢大小匀，反常为病似牵绳。若非阳毒癫痫病，即是阳明热势深。

长主有余之病。

短 阴也

短脉，不及本位，应指而回不能满部。

滑伯仁云：短脉两头无，中间有，不及本位，乃气不足以前导其血也。戴同父云：短脉只见尺寸，若关中见短，上不通寸，下不通尺，是阴阳绝脉，必死矣，故关不诊短。黎居士云：长短未有定体，诸脉举按之，附过于本位者为长，不及本位者为短。长脉属肝，宜于春，短脉属肺，宜于秋。但诊肝肺，长短自见。

［体状并相类诗］两头缩缩名为短，涩短迟迟细且难。短涩而浮秋见喜，三春为贼有邪干。

涩微动结，皆兼短脉。

［主病诗］短脉惟于尺寸寻，短而滑数酒伤神。浮为血涩

---

① 洁古：即张元素，字洁古，世称张易水。金代名医。著有《医学启源》《洁古注叔和脉诀》等书。
② 循：《濒湖脉学·长脉》作"揭"。

沉为痞，寸主头疼尺腹疼。

经曰：短则气病，短主不及之病。滑氏曰：短脉为阴中伏阳，为三焦气壅，为宿食不消。

洪阳也

洪脉，指下极大《脉经》。来盛去衰《素问》。来大去长通真子。

洪脉，在卦为离，在时为夏，在人为心。《素问》谓之大，亦曰钩。滑氏曰：来盛去衰如钩之曲，上而复下，应血脉来去之象。象万物敷布下垂之状。詹炎举言如环珠者，非。《脉诀》云季夏宜之，秋季冬季，发汗通肠，俱非洪脉所宜，盖谬也。

[体状诗] 脉来洪盛去还衰，满指滔滔应夏时。若在春秋冬月分，升阳散火莫狐疑。

[相类诗] 洪脉来时拍拍然，去衰来盛似波澜。欲知实脉参差处，举按弦长愊愊坚。

洪而有力为实，实而无力为洪。

[主病诗] 脉洪阳盛血应虚，相火炎炎热病居。胀满胃翻须早治，阴虚泻痢可踌躇。

寸洪心火上焦炎，肺脉洪时金不堪。肝火胃虚关内察，肾虚阴火尺中看。

洪主阳盛阴虚之病，泄痢失血久咳者忌之。经曰：形瘦脉大多气者死。曰：脉大则病进。

微阴也

微脉，极细而软，按之如欲绝，若有若无《脉经》。细而稍长戴氏。《素问》谓之小，又曰气血微则脉微。

[体状并相类诗] 微脉轻微瞥瞥乎，按之欲绝有如无。微为阳弱细阴弱，细比微兮略较粗。

轻诊即见，重按如欲绝者，微也。往来如线而常有者，细也。仲景曰：脉瞥瞥如羹上肥者①，阳气微；萦萦如茧丝细者，阴气衰。长病得之死，卒病得之生。

［主病诗］气血微兮脉亦微，恶寒发热汗淋漓。男为劳极诸虚候，女作崩中带下医。

寸微气促或心惊，关脉微时胀满形。尺部见之精血弱，恶寒消瘅痛呻吟。

微主久虚血弱之病。阳微恶寒，阴微发热。《脉诀》云：崩中日久为白带漏下，时多骨亦枯。

紧阳也

紧脉，来往有力，左右弹人手《素问》。如转索无常仲景。数如切绳《脉经》。如纫箪线②丹溪③。

紧乃热为寒束之脉，故急数如此，要有神气。《素问》谓之急。《脉诀》言寥寥入尺来，崔氏言如线，皆非紧状。或以浮紧为弦，沉紧为牢，亦近似耳。

［体状诗］举如转索切如绳，脉象因之得紧名。总是寒邪来作寇，内为腹痛外身疼。

［相类诗］见弦脉

［主病诗］紧为诸痛主于寒，喘咳风痫吐冷痰。浮紧表寒须发越，沉紧温散自然安。

寸紧人迎气口分，当关心腹痛沉沉。尺中有紧为阴冷，定是奔豚与疝疼。

① 脉瞥瞥……者：状其脉似有若无，浮而无力。
② 如纫箪（pái 排）线：箪：大的筷子。"如纫箪线"喻紧脉的脉象如连接竹筏的绳索那样紧张有力。
③ 丹溪：即朱震亨，字彦修，世称丹溪先生。元代名医。著述甚多。下同。

诸紧为寒为痛，人迎紧盛伤于寒，气口紧盛伤于食，尺紧痛居其腹。中恶浮紧，咳嗽沉紧，皆主死症。

缓阴也

缓脉，去来小快于迟《脉经》。一息四至戴氏。如丝在经，不卷其轴，应指和缓，往来甚匀张太素①。如初春杨柳舞风之象杨玄操②。如微风轻飐柳梢滑伯仁。

缓脉在卦为坤，在时为四季，在人为脾。阳寸阴尺，上下同等。浮大而软无有偏胜者，平脉也。若非其时，即为有病。缓而和匀，不浮不沉，不疾不徐，不微不弱者，即为胃气。故杜光庭云：欲知死期何以取，古贤推定五般土。阳土须知不遇阴，阴土遇阴当细数。详《玉函经》。

[体状诗] 缓脉阿阿四至通，柳梢袅袅飐轻风。欲从脉里求神气，只在从容和缓中。

[相类诗] 见迟脉

[主病诗] 缓脉营衰卫有余，或风或湿或脾虚。上为项强下痿痹，分别浮沉大小区。寸缓风邪项背拘，关为风眩胃家虚。神门濡泄或风秘，或是蹒跚足力迂。

浮缓为风，沉缓为湿。缓大风虚，缓细湿痹，缓涩脾虚，缓弱气虚。《脉诀》言缓主脾热口臭、反胃、齿痛、梦鬼之病，出自杜撰，与缓脉无干。

芤阳中阴也

芤脉，浮大而软，按之中央空，两边实《脉经》。中空外实，状如慈葱。

---

① 张太素：号青城山人。唐代人。疑为道士。著有《太素脉秘诀》二卷。

② 杨玄操：一作杨玄。隋唐间人。精于训诂，兼通医理。著有《黄帝八十一难经注》等书。

芤，慈葱也。《素问》无芤名。刘三点①云：芤脉何似绝类慈葱，指下成窟，有边无中。戴同父云：营行脉中，脉以血为形。芤脉中空，脱血之象也。《脉经》云：三部脉芤，长病得之生，卒病得之死。《脉诀》言两头有，中间无，是脉断截矣。又言主淋沥，气入小肠，与失血之候相反，真误世不小。

[体状诗] 芤形浮大软慈葱，按之旁有中央空。火犯阳经血上溢，热侵阴络下流红。

[相类诗] 中空旁实乃为芤，浮大而迟虚脉呼。芤更带弦名曰革，芤为亡血革血虚。

[主病诗] 寸芤积血在于胸，关内逢芤肠胃痈。尺部见之多下血，赤淋红痢漏崩中。

弦 阳中阴也

弦脉，端直以长《素问》。如张弓弦《脉经》。按之不移，绰绰如按琴弦巢氏。状若筝弦《脉诀》。从中直过，挺然指下《刊误》。

弦脉，在卦为震，在时为春，在人为肝。轻虚以滑者，平；实滑如循长竿者，病；劲急如新张弓弦者，死。池氏曰：弦紧而数②，为太过；弦紧而细，为不及。戴同父曰：弦而软，其病轻；弦而硬，其病重。《脉诀》言时时带数，又言状如绳牵，皆非弦象，今削之。

[体状诗] 弦脉迢迢端直长，肝经木旺土应伤。怒气满胸常欲叫，翳蒙瞳子泪淋浪。

[相类诗] 弦来端直似丝弦，紧则如绳左右弹。紧言其力弦言象，牢脉弦长沉伏间又见长脉。

[主病诗] 弦应东方肝胆经，饮痰寒热疟缠身。浮沉迟数

---

① 刘三点：即刘开，字立之，号三点，又号复真先生。南宋太医。著有《脉诀理玄》《太素脉诀》等书。

② 弦紧而数：《濒湖脉学·弦脉》为"弦紧而数劲"。

须分别，大小单双有重轻。

寸弦头痛膈多痰，寒热癥瘕察左关。关右胃寒心腹痛，尺中阴疝脚拘挛。

弦为木盛之病。浮弦支饮外溢，沉弦悬饮内痛，疟脉自弦。弦数多热，弦迟多寒，弦大主虚，弦细拘急。阳弦头痛，阴弦腹痛。单弦饮癖，双弦寒痼。若不食者，为木来克土，必难治。

革 阴也

革脉，弦而芤仲景。如按鼓皮丹溪。

仲景曰：弦则为寒，芤则为虚，虚寒相搏，此名曰革，男子亡血失精，妇人半产漏下。《脉经》曰：三部脉革，长病得之死，卒病得之生。时珍曰：此即芤弦二脉相合也，故均主失血之候。诸家脉书，皆以为牢脉，故或有革无牢，有牢无革，混淆不辨。不知革浮牢沉，革虚牢实，形症皆异也。又按《甲乙经》曰：浑浑革革，至如涌泉，病进而危；弊弊绰绰①，其去如弦绝者死。谓脉来浑浊革变，急如涌泉，出而不反也。王贶②以为溢脉，与此不同。

〔体状并主病诗〕革脉形如按鼓皮，芤弦相合脉寒虚。女人半产并崩漏，男子营虚或梦遗。

〔相类诗〕见芤牢脉

牢 阴中阳也

牢脉，似沉似伏，实大而长，微弦《脉经》。

扁鹊曰：牢而长者肝也。仲景曰：寒则牢坚。有牢固之象。沈氏曰：似沉似伏，牢之位也；实大弦长，牢之体也。《脉诀》不言形状，但云寻之则无，按之则有，云脉入皮肤辨息难，又以牢为死脉，皆孟浪谬误。

〔体状并相类诗〕弦长实大似牢坚，牢脉常居沉伏间。革

---

① 弊弊绰绰：恐当作"弊弊绵绵"。《素问悬解·脉要精微论》：弊弊，虚浮也；绵绵，软弱也。

② 王贶：一作王况，字子亨。北宋名医。著《全生指迷方》三卷。

脉芤弦自浮起，革虚牢实要详看。

[主病诗] 寒则牢坚里有余，腹心寒痛木乘脾。疝癀癥瘕何愁也，失血阴虚却忌之。

牢主寒实之病，木实则为痛。扁鹊曰：软为虚，牢为实。失血者脉宜沉细，反浮大而牢者死，虚病见实脉也。《脉诀》言骨间疼痛，气居于表，池氏以为肾传于脾，皆谬妄不经。

濡阴也

濡脉，极软而浮细，如帛在水中，轻手乃得，按之无有《脉经》。如水上浮沤。

如帛浮水中，重手按之，随手而没之象。《脉诀》言按之似有，举还无，是微脉，非濡也。

[体状诗] 濡形浮细按须轻，水面浮绵力不禁。病后产中犹有药，平人若见似无根。

[相类诗] 浮而柔细知为濡，沉细而柔作弱持。微则浮微如欲绝，细来沉细近于微。

浮细如绵曰濡，浮而极细如绝曰微，沉细如绵曰弱，沉而极细不断曰细。

[主病诗] 濡为亡血阴虚病，髓海丹田暗已亏。汗雨夜来蒸入骨，血山崩倒湿侵脾。

寸濡阳微自汗多，关中其奈气虚何。尺伤精血虚寒甚，温补真阴可起痾。

濡主血虚之病，又主伤湿。

弱阴也

弱脉，极软而沉细，按之乃得，举手无有《脉经》。

弱乃濡之沉者。《脉诀》言轻手乃得，黎氏云譬如浮沤，皆是濡脉，非弱也。《素问》曰：脉弱以滑，是有胃气；脉弱以涩，是谓久病。病后、老弱见之顺，平人、少年见之逆。

[体状诗] 弱来无力按之柔，柔细而沉不见浮。阳陷入阴精血弱，白头犹可少年愁。

[相类诗] 见濡脉

[主病诗] 弱脉阴虚阳气衰，恶寒发热骨筋痿。多惊多汗精神减，益气调营急蚤①医。

寸弱阳虚病可知，关为胃弱与脾衰。欲求阳陷阴虚病，须把神门两部推。

（小字）弱主气虚之病。仲景曰：阳陷入阴，故恶寒发热。又云：弱主筋，沉主骨，阳浮阴弱，血虚筋急。柳氏曰：气虚则脉弱，寸弱阳虚，尺弱阴虚，关弱胃虚。

散 _{阴也}

散脉，大而散，有表无里《脉经》。涣漫不收崔氏。无统纪，无拘束，至数不齐，或来多去少，或去多来少，涣散不收，如杨花散漫之象柳氏。

（小字）戴同父曰：心脉浮大而散，肺脉短涩而散，平脉也。心脉软散怔忡，肺脉软散汗出，肝脉软散溢饮，脾脉软散胕肿，病脉也。肾脉软散，诸病脉代散，死脉也。《难经》曰：散脉独见则危。柳氏曰：散为气血俱虚，根本脱离之脉，产妇得之生，孕妇得之死②。

[体状诗] 散似杨花散漫飞，去来无定至难齐。产为生兆胎为堕，久病逢之不必医。

[相类诗] 散脉无拘散漫然，濡来浮细水中绵。浮而迟大为虚脉，芤则中空有两边。

[主病诗] 左寸怔忡右寸汗，溢饮左关应软散。右关软散胕胕肿，散居两尺魂应断。

---

① 蚤：通"早"。
② 死：《濒湖脉学·散脉》作"堕"，义胜。

细 阴也

细脉，小于微而常有，细直而软，若丝线之应指《脉经》。

《素问》谓之小，王启玄①言如莠蓬，状其柔细也，《脉诀》言往来极微，是微反大于细矣，与经相背。

［体状诗］细来累累细如丝，应指沉沉无绝期。春夏少年俱不利，秋冬老弱却相宜。

［相类诗］见微脉

［主病诗］细脉萦萦血气衰，诸虚劳损七情乖。若非湿气侵腰肾，即是伤精汗泄来。

寸细应知呕吐频，入关腹胀胃虚形。尺逢定是丹田冷，泻痢遗精号脱阴。

《脉经》曰：细为血少气衰，有此症则顺，否则逆。故吐衄得沉细者，生。忧劳过度者，脉亦细。

伏 阴也

伏脉，重按着骨，指下才动《脉经》。脉行筋下《刊误》。

《脉诀》言寻之似有，定息全无，殊为舛谬。

［体状诗］伏脉推筋着骨寻，指间才动隐然深。伤寒欲汗阳将解，厥逆脐痛症属阴。

［相类诗］见沉脉

［主病诗］伏为霍乱吐频频，腹痛多缘宿食停。蓄饮老痰成积聚，散寒温里莫因循。

食郁胸中双寸伏，欲吐不吐常兀兀。当关腹痛困沉沉，关后疝疼还破腹。

---

① 王启玄：即王冰，号启玄子，世称王太仆。唐代人。慕医道，好经方。撰《黄帝内经素问注》等书。

伤寒，一手脉伏曰单伏，两手脉伏曰双伏，不可以阳症见阴脉为诊。乃火邪内郁，不得发越，阳极似阴，故脉伏。必有大汗而解，正如久旱将雨，六合阴晦，雨后万物皆苏之义。又有夹阴伤寒，先有伏阴在内，外复感寒，阴盛阳衰，四肢厥逆，六脉沉伏。须投姜附，及灸关元，脉乃复出也。若太溪冲阳皆无脉者，必死。《脉诀》言徐徐发汗，洁古以附子麻黄细辛汤主之，皆非也。刘元宾①曰：伏脉不可发汗。

动 阳也

动乃数脉，见于关上下，无头尾，如豆大，厥厥动摇《脉经》。

仲景曰：阴阳相搏，名曰动。阳动则汗出，阴动则发热，形冷恶寒，此三焦伤也。成无己②曰：阴阳相搏则虚者动，故阳虚则阳动，阴虚则阴动。庞安常曰：关前三分为阳，关后三分为阴，关位半阴半阳，故动随虚见。《脉诀》言寻之似有，举之还无，不离其处，不往不来，三关沉沉，含糊谬妄，殊非动脉。詹氏言其形鼓动如钩如毛者，尤谬。

[体状诗] 动脉摇摇数在关，无头无尾豆形圆。其原本是阴阳搏，虚者摇兮胜者安。

[相类诗]③

[主病诗] 动脉专司痛与惊，汗因阳动热因阴。或为泄痢拘挛病，男子亡精女子崩。

仲景曰：动则为痛为惊。《素问》曰：阴虚阳搏谓之动。又曰：妇人手少阴脉动甚者，妊子也。

促 阳也

促脉，来去数，时一止复来《脉经》。如蹶之趋④，徐疾不

---

① 刘元宾：字子仪，号通真子。同前注。
② 成无己：宋金间名医。著《注解伤寒论》十卷，大行于世。
③ [相类诗]：《濒湖脉学·动脉》无此。
④ 趋：《濒湖脉学·促脉》作"趣"。

常黎氏。

《脉经》但言数而止为促。《脉诀》乃云并居寸口，不言时止者，谬矣。数而止为促，缓而止为结，何独寸口哉？

[体状诗] 促脉数而时一止，此为阳极欲亡阴。三焦郁火炎炎盛，进必无生退可生。

[相类诗] 见代脉

[主病诗] 促脉惟将火病医，其因有五细推之。时时喘嗽皆痰积，或发狂斑与毒疽。

促主阳盛之病。促结之因，皆有气、血、痰、饮、食五者之别。一有留滞，则脉必见止也。

结 阴也

结脉，往来缓，时一止复来《脉经》。

《脉诀》言或来或去，聚而却还，与结无关。仲景有累累如循长竿曰阴结，蔼蔼如车盖曰阳结。《脉经》又有如麻子动摇，旋引旋收，聚散不常者，曰结，主死。此三脉，名同实异也。

[体状诗] 结脉缓而时一止，独阴偏盛欲亡阳。浮为气滞沉为积，汗下分明在主张。

[相类诗] 见代脉

[主病诗] 结脉皆因气血凝，老痰结滞苦沉吟。内为积聚外痈肿，疝瘕为殃病属阴。

结主阴盛之病。越人曰：结甚则积甚，结微则积微。浮结外有痛积，伏结内有积聚。

代 阴也

代脉，动而中止，不能自还，因而复动仲景。脉至还入尺，良久方来吴氏。

脉一息五至，肝心脾肺肾五脏之气，皆足五十动而一息，合大衍之数，谓之平脉，反此则止乃见焉。肾气不能至，则四十动一止；肝气不能至，则三十动一止。盖一脏之气衰，而他脏之气代至也。经曰：代则气衰。滑伯仁曰：若无病羸瘦，脉代者，危脉也。有病而气血乍损，气不能续者，只为病脉。伤寒心悸，脉代者，复脉汤主之；妊娠脉代者，其胎百日。代之生死，不可不辨。

[体状诗] 动而中止不能还，复动因而作代看。病者得之犹可疗，平人却与寿相关。

[相类诗] 数而时止名为促，缓止须将结脉呼。止不能回方是代，结生代死自殊途。

促结之止无常数，或二动一止，或三五动一止即来。代脉之止有常数，必依数而止，还入尺中，良久方来。

[主病诗] 代脉原因脏气衰，腹痛泄痢下元亏。或为吐泻中宫病，女子怀胎三月兮。

《脉经》曰：代散者死，主泻及便脓血。天都①张澹初曰：促结代三脉，人多难辨，今剖明于后，庶使学者临期有本，不致茫然矣。夫迟缓之脉，而时一止者为结。数滑之脉，而时一止者为促。二脉之止无规则，或数至一止，或数十至一止，或十几至一止，或二十几至一止，或三五至一止，参前落后，原无一定之止是也。结者，阴也。阴盛则结，主气血凝滞，老痰积聚，胸满等症。促者，阳也。阳盛则促，主痰嗽喘满，痈疽郁热等症。二脉虽时一止，大抵为病脉，非死脉也。惟代者，真死脉也。刻期而定，致至而止，如四十动一止者，后必至四十而再一止，决不爽至也。是为一脏无气，刻期而死矣。故歌曰：

五十不止身无病，数内有止皆知定。四十一止一脏绝，四年之后多亡命。三十一止即三年，二十一止二年应。十动一止一年殂，更观气色兼形症。

此缓者。又急者歌曰：

---

① 天都：通常指帝王的都城。

两动一止三四日，三四动止应六七。五六一止七八朝，次第推之自无失。

戴同父曰：脉必满五十动，出自《难经》，而《脉诀·五脏歌》皆以四十五动为准，有乖经旨。柳东阳曰：古以动数候脉，是吃紧语。须候五十动，乃知五脏缺失。今人指到腕臂，即云见了。夫五十动，岂弹指间事耶？故学者当诊脉、问症、听声、观色，斯备四诊而无失。

奇经八脉脉病歌

奇经八脉者，阳维、阴维、阳跷、阴跷、冲、任、督、带，不与十二经共贯也。

奇经八脉者，在十二经脉之外，无脏腑与之配合，故曰奇。李时珍曰：凡人一身有经脉、有络脉，直行曰经，旁支曰络。经凡十二，手之三阴三阳、足之三阴三阳是也。络凡十五，乃十二经各有一旁络，而脾经又有一大络，并任、督二络为十五也。共二十七气，相随上下，如泉之流，如日月之行，不得休息。故阴脉荣于五脏，阳脉荣于六腑，阴阳相贯，如环无端，莫知其纪，终而复始。其流溢之气，入于奇经，转相灌溉，内温脏腑，外濡腠理。奇经凡八，不拘制于十二正经，无表里脏腑配合，故谓之奇。盖正经犹夫沟渠，奇经犹夫湖泽，正经之脉隆盛，则溢于奇经。故秦越人比之天雨降下，沟渠满溢，滂霈妄行，流于湖泽，此发《灵枢①》未发之秘也。故阳维起于诸阳之会，由外踝之金门穴而上行于卫分；阴维起于诸阴之会，由内踝之筑宾穴而上行于营分，所以为一身之纲维也。夫人身之经络繁密，二脉能于阴交阳会之处，加一系缚，举纲齐目，而阴阳斯得维持之力矣。阳跷之脉，起于足跟，循外踝上行于身之左右；阴跷之脉，起于足跟，循内踝上行于身之左右，所以使机关之跷捷也。二脉以踝内外分阴阳者，外踝属太阳，内踝属少阴也。督、任、冲者皆起于会阴穴，一源而三派。督脉循脊而行于身后，为阳脉之总督，故曰阳脉之海。任脉亦起于会阴，循腹而行于身前，为阴脉

---

① 枢：《奇经八脉考·总说》作"素"。

之承任，故曰阴脉之海。冲脉亦起于会阴，前行于腹，后行于背，上行于头，下行于足，以至溪谷肌肉无处不到，为十二经络上下之冲要，故曰十二经脉之海。带脉横围于腰，状如束带，所以总束诸脉者也。是故阳维主一身之表，阴维主一身之里，以乾坤言也；阳跷主一身左右之阳，阴跷主一身左右之阴，以东西言也；督主身后之阳，冲、任主身前之阴，以南北言也；带脉横束诸脉，以六合言也。钱塘潘辑①曰：医而知乎八脉，则十二经、十五络之大旨得矣；仙而知乎八脉，则龙虎升降，玄牝②幽微之窍妙得矣。沈氏曰：八脉者乃人身最关系之经络也。医不知此，囿探病机；仙不知此，难安炉鼎。而《脉诀》略而不讲，误医误病，莫甚于此。其伪王叔和书，可知矣。

阳维为病，苦寒热。

张洁古曰：阳主卫、主气、主表。阳维受邪为病在表，故表病苦寒热。

阴维为病，苦心痛。

阴主荣、主血、主里。阴维受邪为病在里，是荣合血，血合心，故苦心痛。

阳跷为病，阴缓而阳急。

《难经》曰：阳跷，阳之络也。故阴缓而阳急，是阳病而阴不病也。

阴跷为病，阳缓而阴急。

阴跷，阴之络也。故阳缓而阴急，是阴病而阳不病也。又曰：癫痫瘛疭，寒热恍惚。癫属阴，目闭俯首，阴急而阳缓也。痫属阳，目直僵仆，阳急而阴缓也。瘛者，挛也，筋脉挛，向里拘，阴病而阳不病也。疭者，纵也，筋脉纵，从外弛，阳病而阴不病也。寒则气收敛，从里从阴。热则气散漫，从表从阳。恍者，目前恍然，若有所见，阳病也。惚者，胸中空惚，若有所失，阴病也。二经为病，总之分阴阳缓急之义也。

冲之为病，气逆而里急。

经曰：冲脉为五脏六腑十二经脉之海，其气不顺、血不和，则胸腹之气

---

① 潘辑：字硕甫，号邓林。明清间医家。著有《医灯续焰》《伤寒大旨》等书。

② 玄牝（pìn 聘）：滋生万物的本源。喻"道"。此处疑指任督二脉。

循经壅逆而上，故里急矣。

督之为病，脊强而折厥。

督者，总督诸阳，于太阳合行于背，故督为诸阳之总。太阳为诸阳之长，故风邪伤阳，表先受之，所以脊强反折而癫痫。其脉起自会阴，由长强贯脊，上行过颠顶至龈交而终，凡二十七穴。

任之为病，则男疝而女瘕聚。

任者，承任诸阴，于冲脉并行于腹，故腹属阴，背属阳也。男子病疝女子瘕聚者，盖七疝之发必在前阴少腹之间，任脉所经之地，虽属肝经，未有不以任为原者。瘕者，假也。聚者，气聚则坚，气散则平，亦似疝之时作时止之意，多属气聚血凝经滞也。其脉起自会阴，上循脐腹，过咽喉至承浆而终，凡二十四穴。经曰：女子以冲任为主，故冲任调则月事以时下，男女交媾而成孕，产则上为乳汁。又曰：女子二七而天癸至，任脉通，太冲脉盛，月事以时下。七七任脉虚，太冲脉衰，天癸竭，地道不通而无子。所以妇人全赖冲任也。男子以任督为主。滑伯仁曰：任督二脉，一源而二歧，一行于身前，一行于身后，犹夫天地之子午，可以分可以合。分之以见阴阳之不离，合之以见浑沦之无间，一而二，二而一者也。李时珍曰：任督二脉，人身之子午也，乃丹家阳火阴符升降之道，坎水离火交媾之乡。人能通二脉，则百脉交通。《黄庭经》曰：皆在心内运天经，昼夜存之自长生。天经乃吾身之黄道，呼吸往来于此也。鹿运尾闾，能通督脉，龟纳鼻息，能通任脉，故二物皆得长寿。此数说，皆丹家河车妙旨，而药物火候，自有别传。奇经八脉之精详，见李时珍八脉考，而医家不可不览焉。

带主带下，腹胀满而腰溶溶①。

杨氏曰：带脉总束诸脉，不使妄行，如人束带而前垂，故名带。妇人恶露，随带脉而下，故谓之带下。张子和②曰：任、督、冲三脉，同起而异行，一源而三歧，皆络于带脉。因诸经往来上下，遗热于带脉之间，客热郁抑，

---

① 溶溶：缓慢貌。

② 张子和：即张从正，字子和，号戴人。金代名医。著《儒门事亲》四十卷。

白物满溢，随溲而下，绵绵不已，是为白带。一有此症，则腹胀满，腰溶溶如坐水中状。

脉则尺外斜上至寸，阳维。

脉自尺至寸，皆斜上于外，是自内出外，阳之象也。

尺内斜上至寸，阴维。

脉则自尺至寸皆斜上于内，是自外入内，阴之象也。

寸左右弹，阳跷可决。

寸以候阳，寸之左右皆有弹石搏手之意，是阳跷脉也。

尺左右弹，阴跷可别。

尺以候阴，尺之左右皆有弹石搏手之意，是阴跷脉也。

关左右弹，带脉当则。

带脉围腰一周，不上不下，故关应之。所以关左右弹者，是带脉也。

直上直下，浮则为督，牢则为冲，紧则为任。

《灵枢经》曰：冲为五脏六腑之海，任督为阴阳之络，三脉直行上下，发源最中，故见脉亦直上直下，即三部俱长透之义。若直上直下而浮者，则气张扬，阳之象也，故属督。若直上直下而牢者，则体坚实有余之象也，故属冲。若直上直下而紧者，则势敛束，亦阴象也，故属任。

八脉脉症，医所当恁①。

言医于此八脉并八脉之病证，当留心体恁焉。

诊四时生克脉歌

春得秋脉定知死，死在庚辛申酉里。

人之脏器喜所生，而畏所克。如春季木旺之时，其脉当弦长，今见浮涩而短，是肺脉也。为金来克木，期在庚申辛酉金旺之日必死也。

夏得冬脉亦如然，还与壬癸为期尔。

---

① 恁（nèn 嫩）：《广雅·释诂》："恁，思也。"注文"体恁"意谓体认思量。

夏季火旺之时，其脉当洪，如得沉细，是肾脉也。为水来克火，期在壬癸亥子水旺之日必死也。

严冬诊得四季脉，戊己辰戌是其厄。

冬季水旺之时，脉当沉细，如得迟缓，是脾脉也。为土来克水，期在戊己辰戌丑未土旺之日必死也。

秋得夏脉亦同前，为缘丙丁相刑克。

秋季金旺之时，其脉当浮涩，如得洪大，是心脉也。为火来克金，期在丙丁巳午火旺之日必死也。

季月季夏得春脉，克在甲寅病应极。

季月是辰戌丑未之月，季夏是六月，皆土旺之时，其脉当迟缓，如得弦长，是肝脉也。为木来克土，期在甲寅乙卯木旺之日必死也。

直逢乙卯亦非良，此是五行相鬼贼。

若逢乙卯日，亦为木克土也。

以上皆五行相克之理。然临病之时，又在观形色，察审症，看脉中有胃气无胃气，以断吉凶也。

诊四时虚实脉歌

春得冬脉只为虚，更宜补肾病自除。

经曰：从后来为虚邪，从前来者为实邪。又曰：虚则补其母，实则泻其子。假如春令得沉石之肾脉者，五行水能生木，是母来生我也，谓之从后来之虚邪也。经又曰：不应至而至，谓之太过；应至而不至，谓之不及。太过者为实，不及者为虚。故虚则补其母，谓补肾水以生肝木，其病自除。

若得夏脉缘心实，还应泻子自无虞。

假如春得夏令洪大之脉者，五行以木能生火，是母去生子也，为之从前来之实邪。实则泻其子，谓泻其心火自愈，故虽病而无虞。

夏秋冬脉皆如是，其间生克细推之。

言春季生克虚实之理既明，而夏秋冬三时，仿此而推。

所胜为微不胜贼，在前为实在后虚。

我胜彼者为微邪，彼胜我者为贼邪；在我前者为实邪，在我后者为虚邪；正经为正邪。此五邪也。详见《难经》并前图中。

春中若得四季脉，不治多应病自除。

如春中诊得四季脾土之脉，为微邪。谓木胜土，我克彼也，故不治自愈。

形色脉体相应歌

形健脉病号行尸，形病脉健亦将危。

形健脉病者，谓身体健旺无病之人，其脉见代散，或脉无根，或六脉与人不相应，此则不久即病，病即死，故曰行尸。形病脉健者，谓人有久病在身，形容羸瘦，精神枯槁，盗汗不食，滑泄不止，虚损劳极，而脉反见洪数有力，亦死也。

色脉相生病自已，色脉相胜不须医。

经言：见其色而不得其脉，反得相胜之脉者，死；得相生之脉者，病自已。盖四时之色脉，以相生为主。假令色红，病热痰火斑疹等症，其脉当浮洪而大，此为色脉相应。即不然，或得色青脉弦大，此亦为生我者，或得色黄脉缓大，此亦为我生者，虽病，无能为害。若得脉沉细，此为克我者，故色脉相胜不须医，此之谓也。

长短肥瘦老幼体，细心诊候莫违时。

如长人脉宜疏长，短人脉宜短促，肥人脉宜沉，瘦人脉宜浮，老人脉宜濡弱，幼人脉宜急数，此为体脉相宜，曰无病。若相违相反，体脉不应，曰病。

《脉经》观病察色生死候歌

欲愈之病目眦黄胃气行也，眼胞忽陷定知亡五脏亡也。耳目口鼻黑色起，入口十死七难当肾乘胃也。面黄目青手乱频，邪风在胃丧其身木克土也。面黑目白命门败，困极八日死来侵先青后黑，即《素问》回则不转，神去则死意。面色忽然望之青，进之如黑卒难当肝肾绝也。面赤目白怕喘气，待过十日定存亡火克金也。黄黑白

删注脉诀规正

七〇

色起入目，更兼口鼻有灾殃水乘脾①也。面青目黄午时死，余候须看两日强木克土也。目无精光齿龈黑心肝绝也，面白目黑亦灾殃肺肾绝也。口如鱼口不能合脾绝，气出不返命飞扬肝肾先绝。肩息直视及唇焦，面肿苍黑也难逃。妄语错乱及不语，尸臭元②知寿不高心绝。人中尽满兼唇青，三日须知命必倾木克土也。两颊颧赤心病久，口张气直③命难停脾肺绝也。足跗趾肿膝如斗，十日须知难保守脾绝。项筋舒展定知殂督脉绝也，掌内无纹也不久心包络绝。唇青体冷及遗尿膀胱绝也，背面饮食四日期肝绝。手足爪甲皆青黑，许过八日定难医肝肾绝也。脊疼腰重反复难，此是骨绝五日看。体重溺赤时不止，肉绝六日便高判。手足甲青呼骂多，筋绝九日定难过。发直如麻半日死小肠绝，寻衣语死十知么心绝。

诊伤寒脉歌

伤寒热病同看脉，满手透关洪拍拍。阳症浮紧数弦洪，七日之中便脱厄。忽然微细慢沉沉，直至伏时重候逆。大凡此症问途程，沉数洪微定消息。

夫伤寒者，乃冬月严寒之时，人之不谨，触冒寒邪，即病者，名为伤寒；不即病，寒邪藏于肌肤之中，至春变为瘟病，夏变为热病。此二症名虽不同，而其六经传变则一也。故曰：伤寒热病同看脉。初得病一日，在足太阳膀胱经，脉即浮紧，渐至三关洪大拍拍然。伤寒，有阳症，有阴症。如脉浮紧洪大，症则头痛二身热，面赤烦躁，脊强体痛，为阳症阳脉，顺也。至七日传经尽，邪气散则愈矣。如见阳症，而脉忽见微细沉④伏，此阳症见阴脉也，为逆。《活人书》曰：阳症见阴脉者，死；阴症见阳脉者，生。故诀云：大凡看

---

① 脾：此字原脱，据清大文堂本补。
② 元：此字原来。后作"原"。
③ 气直：原作"直气"，据《脉诀刊误·察色观病人生死候歌》互乙。
④ 沉：此字原脱，据清大文堂本补。

阴症阳症之程途，只诊脉之沉数洪微，便可消息矣。

热病诊得脉浮洪，细小徒费用神功。汗后脉静当便瘥，喘热脉乱命应终。

言伤寒热病，脉当浮洪为顺。今诊得微细而小者，乃阳症见阴脉也，主死。如伤寒发汗之后，邪气已散，热退身凉，脉当平静，其病愈矣。今既汗之后，反喘急大热，狂闷脉乱不食者，名阳交。阳交者，死。沈氏曰：伤寒一症，《素问》虽载而未详，至汉张仲景出，发《素问》所未发。治伤寒三百九十七法，一百一十三方，条分缕析，无不详备，故仲景为伤寒之鼻祖。其后又有成无己、吴蒙斋①、陶节庵②等出，则伤寒之精详全备，又何加焉。业此道者，当通览之。

辨伤寒伤风脉歌

伤寒伤风何以判，寒脉紧涩风浮缓。伤寒恶寒风恶风，伤风自汗寒无汗。阳属膀胱并胃胆，阴居脾肾更连肝。浮长弦细沉微缓，脉症先将表里看。

此论伤寒与伤风之病。伤寒者，伤于寒邪也。伤风者，伤于风邪也。如伤寒脉必紧涩，恶寒无汗，宜散邪发表为主，麻黄汤之类是也。伤风脉必浮缓，恶风自汗，宜散邪实表为主，桂枝汤之类是也。然伤寒有六经传变，阴阳表里之不同。初得病一日，太阳膀胱经，脉必浮；二日，阳明胃经，脉必长；三日，少阳胆经，脉必弦；四日，太阴脾经，脉必细；五日，少阴肾经，脉必沉；六日，厥阴肝经，脉必微缓。故吴蒙斋《伤寒赋》曰：太阳则头痛身热脊强；阳明则目痛鼻干不眠；少阳耳聋胁痛，寒热呕而口为之苦；太阴腹满自利，尺寸沉而津不到咽；少阴舌干口燥；厥阴烦满囊拳。一二日可发表而散，三四日宜和解而瘥，五六日便实方可议下，七八日不解又复再传。

---

① 吴蒙斋：即吴恕，字如心，号蒙斋。元代太医院御医。著《伤寒活人指掌图》。下同。

② 陶节庵：即陶华，字尚之，号节庵。明初医家。著有《伤寒六书》。

诊杂病生死脉症歌

中风口噤迟浮吉，急实大数命魂殂。

风中经络则筋急，筋急故口噤不能开，脉得浮迟者吉。浮则主风，迟则主寒，乃风寒在经络，可解散而愈。若得急实大数之脉，乃阳脉也。阳热之极，则阴必亏。故经曰：阴虚则病，阴绝则死。

鱼口气粗难得瘥，面赤如妆不久居。

鱼口者，如鱼之口张而不合也，乃脾气绝矣。何以见之？盖唇口四白皆属于脾，脾绝则筋引长而不收，故如鱼口之开张。气粗者，呼出气骤，有出无入，肺气绝也。面赤如妆者，心气虚，阳气绝也。心气虚则真色泄于外，阳气绝则火气浮于上，故面赤如妆，知必死矣。

发直如麻口吐沫，喷药闷乱岂复苏。

发者血之余，心绝则血败而发直，枯焦如麻矣。涎者，脾之液，脾绝则不能收敛痰涎，故痰沫从口上溢也。咽喉为水谷之道路，今胃中为风痰所扰，闷乱顿绝，故药不能下咽，岂有望其苏醒者哉。

咽喉拽锯水鸡响，摇头上窜气长嘘。

咽喉中为痰壅塞，不能达下，故如拽锯声，如水鸡鸣，乃气绝不能运达也。摇头者，阳气不能主持也。上窜者，肝风内甚筋急也。气长嘘者，有出无入也。俱真气失散，死之候也。

面青黑暗并泻血，撒手遗尿脏气孤。

经曰：肝之色青，肾之色黑。青欲如苍璧之泽，不欲如蓝；黑欲如乌羽，不欲如煤。今青黑色暗，是肝肾绝矣。真气下脱，脏气不固，故泻血。脾绝则撒手，肾绝则遗尿，皆死候也。

眼合口开不须治，汗出如珠不可苏。

眼合口开，皆脾绝也。汗出如珠，乃荣卫相离，腠理开泄，故汗出如珠凝而不流也。以上皆中风死候。

胀满浮大是出厄，虚小命殂须努力。

胀满即鼓胀也，由阳气外虚，邪气内积。脉浮大则邪在表，故易愈。脉虚小则正气虚，邪侵于内，故难愈。经曰：浮大宜发表，是开鬼门也；虚小宜利小便，是洁净腑也。

　　下痢微小却为生，脉大浮洪无瘥日。

　　下痢，脉浮洪是邪气盛，内热甚，则气血日见消耗，故重；微小是邪气少，内热轻，则气血难于消耗，脾胃易于复原，故轻。

　　恍惚之病发癫狂，其脉实大保安吉。

　　恍惚之病，是心不宁也。心不宁则火盛心虚，心虚则魂不守舍，故发癫狂。若得实牢滑大之脉，是阳症见阳脉，故吉。若得沉细微小之脉，是阳症见阴脉也，故凶。

　　消渴脉大数者轻，虚小病深厄难脱。

　　消渴者，口渴饮水不止也。乃肾水亏乏，胃中有热，津液亡竭。如得浮大数脉，乃顺其脉候也。如得虚小微涩之脉，乃反其脉候也。此外，如少阴症，自利而渴，脉多沉；中暑而渴，脉多虚；产后而渴，脉多弱。难专以虚小为渴之凶脉也，不可不知。

　　水气浮大得延生，沉细应当是死期。

　　水气者，水肿病也。由脾胃不能制水，则水溢于四肢头面，而为肿满。若得浮大之脉，是心生脾，火生土也，故生。若得沉细之脉，是肾水愈旺，水愈旺则火必衰，难以生脾土矣，故死。

　　霍乱之候脉微迟，气少不语大难医。三部浮洪必救得，古今课定更无疑。

　　人之冷热不调，寒暑交集，扰乱于肠胃之间，致饮食难以运化，壅塞不通，而为上吐下泻，心腹绞痛，扰乱不宁，为之霍乱。若吐泻后，六脉微迟细小，呼吸气少，口不欲言，此为吐伤正气，故难愈。若脉浮洪有力，为正气未伤，故易愈。

　　鼻衄吐血沉细宜，忽然浮大即倾危。

　　经曰：心生血，肝藏血，脾统血，肺运血，肾纳血。血得热则行，得冷则凝。血不自行，随气而行。从鼻中出曰衄血，从口中出曰吐血，总皆阴虚阳盛故也。若得沉细之脉，是阴气尚实，肾水尚旺，易愈。若得浮大数实之脉，是阴气虚，肾水少，以致火盛克金，故难瘥。

心腹痛脉沉细宜，浮大弦长命必殂。

通则不痛，痛则不通。凡心腹痛，皆痰饮食积气滞不通之故。气滞不通，则经络闭塞，而流畅之迟，故脉沉细微小。如浮大弦长，症脉相反也，故凶。沈氏曰：心腹痛病原不一，故经分为九种。总之，以脉症参合而施治之。

头痛短涩应须死，浮滑风痰必易除。

头乃诸阳之会，其痛原非一端。如得短涩之脉，是气虚血少，诸阳不足，故凶。如得浮滑之脉，浮则为风，滑则为痰，以祛风邪清痰火则愈。

内实腹胀痛满盈，心下牢坚呕吐频。手足烦热脉沉细，大小便涩死多真。

内实者，心内结实不通也，牢坚者，心下满硬胀痛也，兼之呕吐，手足烦热，大小便闭结，此为五实。实者为有余之症，脉当弦滑洪紧数大为顺。今脉反沉细，是阳症见阴脉也，故死。

内外俱虚身冷寒，汗出如珠胃呕番。忽然手足脉厥逆，更兼泻痢定难痊。

内外是表里也。表里皆虚，身冷，汗出，作呕，手足逆冷，泄泻，此为五虚。虚者，正气不足，此恶候也。浆粥入胃，泻止则生，不止则死。

上气浮肿肩息频，浮滑之脉即相成。忽然微细应难救，神功用尽也无生。

即前水气浮大者生，沉细者死之意。

咳而尿血羸瘦形，其脉疾大病难任。

心生血，与小肠合为表里。今咳嗽尿血，身体瘦怯，是房劳虚损之甚。乃阴虚肾水枯竭，水不能制火，心火亢甚，而热传于小肠，故尿血也。脉疾大者难治，是阴虚得阳脉也。亦有下部脉浮弦急者，是风邪入少阴而尿血，易治。

失血之脉沉弱吉，忽遇实大死来侵。

大凡失血，皆是阴虚。脉沉弱细小而吉者，是阴气尚实，火不亢甚。若实大牢数，是阴虚极而阳亢甚也，故死。

上气喘急候何宁，手足温暖脉滑生。若得沉涩肢逆冷，必然归死命须倾。

肺主气，为诸脏之华盖，最喜清虚，不欲窒凝。若人调摄失宜，或风寒暑湿相侵，致气逆上冲而喘急，或中脘停痰夹火而喘急，脉得滑手足温者生，涩而四肢寒者死。

咳嗽惟有浮大生，形盛脉细沉伏冥。

冥，归冥也。咳嗽之症，其病不一。如浮则为风，紧则为寒，数则为热，细濡为湿，弦则为劳，滑则为痰，涩则少血，弱则气虚，各视其部而见症也。大要浮大易愈，沉细伏小皆难愈。盛字当作衰字，形衰脉细小而虚之极也，故难愈。

上部有脉下部无，其人当吐不吐死。

经曰：上部有脉，下部无脉，其人当吐，不吐者死。何也？此症属食伤太阴，寒凝脾胃，致胸中痞塞不通，则气郁而不伸矣。所以上下隔绝，故尺部无脉也。必得吐以伸达之，其气复得宣通则愈。如自不吐，必须瓜蒂散，或盐汤探吐之，以免夭札①之患也。或探吐之而更不吐者，必死。

中恶腹胀紧细生，若得浮大命逡巡②。

中恶者，乃人平素调摄失宜，精神衰弱，以致鬼邪恶气卒中也。令人心腹胀满刺痛，闷乱欲死，脉得紧细而微者生，紧大而浮者死。《脉经》曰：中恶之候，脉亦不等。有卒中恶毒吐血数升，脉沉数者死，浮大疾快者生。亦有卒中腹大肢满，脉缓大者生，紧大而浮者死。

金疮血盛虚细活，急实大数必危身。

金疮者，刀斧箭伤之类也。伤后血去既多，脉宜虚小微细为吉，急实大数为凶。总之，与诸失血同。

凡脉尺寸紧数形，又似钗直吐转增。此为蛊毒急须救，若逢数软可延生。

夫蛊毒者，有数种，或妖魅变感，或仇③人巫师种毒，或淫情约期种时未

---

① 札：《集韵·薛韵》："札，夭死也。"
② 逡（qūn 囷）巡：徘徊。
③ 仇：此字原脱，据清大文堂本补。

觉，久则随气血变化，如虫如蛊，形象不一。发则令人心腹搅痛，如有物咬；或腹皮胀大如抱瓮，发热烦躁；或好食一物。此病有缓有急，急者数月而死，缓者引延岁月，游走腹内，侵食血肉，筋骨羸瘦，耗尽气血，致食脏腑而死。若脉数软，邪气未甚，尚可调理，脉弦急紧数者，死之速也。

中毒洪大病[1]应生，细微之脉必危倾。吐血但出不能止，命应难返没痊平。

> 中毒者，乃误食砒霜水银菌药，一切有毒杀人之物是也。脉洪大为毒在腑，或可治；脉沉细为毒在脏，难治。如血上行而吐，心肺坏也，必死。沈氏曰：诸失[2]血脉宜微细，惟中毒吐血脉宜洪大。

大凡要看生死门，太冲脉在即为凭。若动应神魂魄在，歇止干休命不停。

> 此言诸病危殆，寸关尺脉俱无，可将太冲脉诊之。若应神而动，尚有可生之机。若止而不动，死无疑也。太冲脉在足大趾本节上一寸五分陷中，有动脉，是穴乃足厥阴肝经所注，男女可决死生。

诊妇人脉歌

妇人尺脉宜常盛，

> 女人面北受气，两寸在北，而尺在南，故尺脉宜常洪盛也。

右手脉大亦为顺。

> 女人受阴气而生，人之左手为阳，右手为阴，右手脉大，从其阴类也。

两尺微涩或沉绝，肝部沉迟皆经病。

> 妇人两尺司肾，与督任之脉诊得微为虚，涩为血少，沉绝为寒、为虚，更兼肝脉沉迟。肝为血海，今肝脉沉迟为寒，为气血不充，故主经病。

经病闭绝或愆期，当患少腹引腰痛。

> 经脉既闭绝愆期，故少腹与腰时有疼痛，或经来时疼痛，或有瘀块。

---

① 病：《脉诀刊误·诊诸杂病生死脉候歌》作"脉"。
② 失：此字原脱，据清大文堂本补。

少阴浮数小便淋，

少阴属尺脉，诊得浮数，浮为风，数为热，乃风热入于膀胱，故淋闭而病也。

若或弦紧疝瘕症。

弦则为疝、为积，紧则为痛。故诊肝肾见弦紧，知有是症也。

肝脉弦长出鱼际，此为血盛①思男境。

诊得肝脉弦长，出寸口而上鱼际，为肝血盛溢，而有思男之意。故经曰：男子精盛则思欲，女人血盛则怀胎。

诊妇人有妊脉歌

肝为血兮肺②为气，血为荣兮气为卫。阴阳配偶不参差，两脏调和当受孕。

肝藏血，肺主气。血为荣属阴，气为卫属阳。妇人受孕，必肝肺两脏气血调和，周身阴阳调和停匀，无一毫参差偏盛之处，则当受孕也。

血衰气旺定无孕，血旺气衰应有体。

妇人怀孕，必以经血调匀为主。或血旺气衰，尚能成孕。如血衰气旺，则必难于妊也。

寸微关滑尺带数，流利往来似雀啄。胎儿之脉已见形，数犹过也月怀胎犹未觉。

妇人寸脉微小，呼吸五至而匀，关脉滑，尺脉数而不绝，且往来流利，连连凑指有似雀啄之状，非雀啄脉也。乃血旺气衰，即经谓阴搏阳别，为之有子，受胎一两月犹未觉也。池氏曰：寸微为气衰，尺数为血旺，关滑为血多气少，正合前血旺气衰应有体之意。

三部浮沉按不绝，尺内不止真胎妇。

寸关尺三部浮沉按之流利不绝，此是气血调和，阳施阴化之象，更兼尺

---

① 盛：此字原脱，据清大文堂本补。
② 肺：此字原漫漶，据清大文堂本补。

脉滑疾不止，真妊妇脉也。

滑疾不散胎三月，但疾不散五月母。

脉按之滑疾不散者，胎元三月形始成矣。但疾不散不滑者，胎元五月形已成矣。《灵枢经》曰：中冲应足阳明胃脉，若滑疾不散者，主三四月；少冲应手太阳小肠脉，若疾而不散者，主五六月；太冲应手阳明大肠脉，主七八月。

左疾左手疾实滑大为男，右右手疾实滑大为女。流利相通速来去，两手关脉大相应，胎形已见同前语。

妇人怀胎，谓之重身。小儿胎气之脉已见于母脉中，所以左手滑疾而实，往来流利不绝为男，右手滑疾而实，流利不绝为女。两手关脉大相应者，即前左疾为男、右疾为女相合符也。

诸阳为男诸阴女，指下分明长记取。

左手为阳为男，右手为阴为女。此二句，总结分诊男女之脉也。

夫乘妻兮纵气雾，妻乘夫兮横气助。子乘母兮逆气参，母乘子兮顺气护。

仲景曰：脉有相乘，水行乘火，金行乘木曰纵，谓资其气，乘其所不胜也；火行乘水，木行乘金曰横，谓逆其气，乘其所胜也；水行乘金，火行乘木曰逆，谓子至于母，其气逆也；金行乘水，木行乘火曰顺，谓母加子，其气顺也。凡胎气，必纵横顺逆四气以荣养之，方能成胎也。

左手带纵两个男，右手带横一双女。左手脉逆生三男，右手脉顺产三女。

左手脉纵者，如心得沉脉，胆得浮脉，肾得缓脉，皆夫乘妻也。上下直看，往来流利不绝，气血之盛，故生两男。右手脉横者，如肺得弦脉，脾得沉脉，肾得洪脉，皆妻来乘夫也。推之横看，满指无间，气血之盛，故生两女。左手脉逆者，如心得弦脉，肝得滑脉，肾得浮微脉，皆子乘母也。自下溢上，往来流利，气血盛极，故生三男。右手脉顺者，如肺得滑脉，脾得浮脉，肾得弦脉，皆母乘子也。自上流下，往来疾速，气血盛极，故主三女。

寸关尺部皆相应，一男一女分形证。

寸关尺部皆相应者，谓两手六部脉中，皆滑大疾实，应手流利不绝。此为气血阴阳俱旺，故知生一男一女也。

往来三部通流利，滑数相参皆替替。阴搏阳别脉得明，过期不月胎成聚。

三部脉往来流利不绝，滑数相参，乃阳施阴化之象。而尺寸少阴动甚，别有阳脉搏手，更问月事过期不来，乃胎孕无疑矣。

信期逾月胎成聚，身热脉疾无所苦。嗜卧恶食呕吐频，精神结在其中住。

胎成之后，脉必滑数流利而疾。其人身体无病似病之状，或时头痛，肢体无力，嗜卧懒食，或闻食即吐。此乃精血结聚其中，以荣养胎气也，故外不能支持而似病矣。

诊妊妇下血及胎动不安脉歌

血下如同月水来，漏尽胞干主杀胎。亦损妊母须忧虑，急进神丹救得回。

夫胎漏下血者，其缘不一。有因误食伤胎之物，而下血者；有因持重损伤，而下血者；有因房劳太甚，损伤荣卫而下血者；有因大怒伤肝，肝火妄动而下血者。轻则漏浆，重则漏血。治法有二：因母病以致胎动下血者，但治其母而胎自安；因胎不坚以致母病者，但治其胎，则母自愈。

心腹急痛面目青，冷汗气绝命必倾。血下不止胎冲上，四肢逆冷定伤生。

怀孕之妇，必须珍重调理。如或伤损之轻，急宜调理，温养自愈。或伤损之重，必下血不止。心腹急痛而目青色，冷汗气急更兼四肢逆冷者死。

堕胎举重或倒仆，致胎死在其母腹。已损未出血不止，冲心闷乱母魂孤。

言孕妇堕胎，或因举动，或因跌仆，而致胎死母腹，既死之后，其胎必离其处，随血而下则母无妨。如损伤之后，下血过多，其胎未下，以致血干气弱，则胎上冲心胃，而母必死。

有时子死母身存，或是母亡存子命。牢紧弦强滑者生，沉细而微归泉定。

凡妊妇之脉，宜牢紧弦①滑有力，不宜沉细微小。此四句，论妊妇生死之别也。

诊妊妇欲产及产难脉歌

欲产之妇脉离经，沉细而滑也同名。夜半觉来应分诞，来朝日午定知生。

离经者，是脉离其常处也。脉一呼三至，一吸三至，呼吸六至。六至者，疾数之脉也。此缘胎元将产，气血流畅之速，故疾数而六至也。亦有沉细而滑疾，呼吸一二至者，亦曰离经。杨氏曰：既是将产，气血流畅，而脉疾数，六至曰离经。何以又沉细而滑，亦曰离经？曰：人之气血脏腑，殊非一等，此乃胎元将产，气血聚于冲任下元，故不能应于脉也。但滑疾数疾，可见气血流畅之象，再加腰痛必欲产矣。故夜半觉，必知来日日午可生。如腹痛而腰未痛者，是转胎，未必就产。

身重体热寒又频，舌下之脉黑复青。反舌上冷子当死，腹中须遗母归冥。

孕妇有产难之患，皆平素将息失宜，或气血虚弱，所以临产艰难。或惊动太早，而胞浆先破，下血干润，连日不产也。既是难产，则气血耗费，以致身体寒热，舌青黑而死。乃阴阳两虚，心气将绝。经曰：阳虚恶寒，阴虚发热，故寒热交作而战栗也。舌乃心之苗，舌上青黑冷者，水克火也，故知子母俱死也。

面赤舌青细寻看，母活子死断定然。唇口俱青沫又出，母子俱死总高判。

赤面舌青者，赤属心，青属肝，为木火相生，心血流通，故知妊妇不死。若唇口俱青而又吐沫者，唇口属脾，青色见之，为木来克土，主脾胃气绝，而母子俱死矣。沫者，脾之涎，脾绝不能收故也。

面青舌赤沫又频，母死子活自分明。不信若能看应验，寻

---

① 弦：此字原漫漶，据清大文堂本补。

卷之下

八一

之先哲不虚陈。

产难生死之验，全以面舌候者，盖五脏精华皆聚于面，舌乃心之苗也。面青知母死，舌赤知子活；面赤知母活，舌青知子死；面舌唇口俱青，则母子俱死矣。自身重体热至，此病不以脉候而知生死者，以临产脉乱不可定也，故察色则可知矣。

诊新产生死脉歌

新产之脉缓滑吉，实大弦急死来侵。

缓滑之脉，乃脾胃气和，故吉。实大弦急，乃肝木乘脾，故凶。然产后气血虚弱，理宜缓弱。若实大弦急，乃反候也。

若得重沉小者吉，忽来牢坚命不停。

新产之妇，气血虚损，脉沉细微小，脉症相合也。若牢坚有力，是为相反。

寸口涩疾不调死，沉细附骨不绝生。

产后见涩脉而疾急者，乃血损过多，而火炎也，故死。沉细附骨又不绝，乃阴实根固之象，故生。

审看症候分明记，常将此念驻心经。

言医家须审察此症，记取分明，庶临证不致茫然也。

孕妇伤寒歌

妇人怀孕得伤寒，不与寻常治法看。表症里症须当察，热极不止胎不安。式用仲景护胎法，谵狂烦衄各般般。

此论妊妇伤寒也，一见此症，其胎必损，妊妇亦危急。用仲景护胎法可保，不可不知。陶节庵《伤寒全生集》曰：妊妇伤寒须要安胎为主，兼以伤寒治之。如专用发表攻里之剂，损动胎气，而妊妇亦难保。其间表里传变，谵语狂热，烦躁衄血，大小便秘结等症，俱照寻常伤寒治，只无伤动胃气。

诊产后伤寒脉歌

产后因得伤寒症，脉细四肢暖者生。忽然洪大肢逆冷，须知其死莫能停。

凡寻常伤寒，脉宜洪大。但产后气血亏损，脉宜微细为顺，勿以阳症见阴脉为论。《伤寒全生集》曰：产后伤寒不可轻易汗下，盖气血亏损故也。然多有诸症类似伤寒者，必参详脉症，勿孟浪施治。有产时伤力发热者，有去血过多发热者，有恶露不尽发热者，有早起劳动发热者，有饮食停滞发热者，一概状类伤寒，要在详审。不可骤用发表攻里之剂，伤损气血，以致噬脐难追①。又曰：大抵此数症皆有发热、恶寒、头痛等症，状类伤寒，实非伤寒也。若一误治，则杀人甚速。

小儿面部图

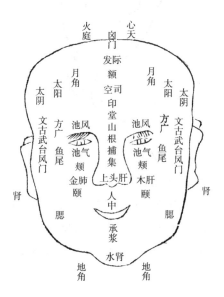

钱仲阳曰：小儿半、周、二岁，为婴儿。三岁、四岁，为孩儿。五岁、六岁，为小儿。七岁为龆②。八岁为龀。九岁为童子。十岁为稚子。十六岁成丁，始为男子。

左腮属肝经，其色青者为顺，白者为逆。右腮属肺经，其

---

① 噬脐难追：像咬自己肚脐似的，够不着。喻事后追悔莫及的心情。
② 龆（tiáo 调）：脱乳齿换恒齿，喻幼年。

色白者为顺，赤者为逆。额上属心经，其色赤者为顺，黑者为逆。鼻准属脾经，其色黄者为顺，青者为逆。颏下属肾经，其色黑者为顺，黄者为逆。

诊小儿虎口三关脉图

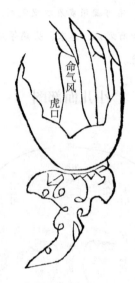

小儿初生至三岁内，凡有病疾看虎口三关，以气血未定，寸关尺三部脉未全，故不可凭也。初节为风关，次节为气关，三节为命关。风关则轻，气关则重，命关则危。紫为热，红为寒，青为惊，白为疳，黄则主脾病，黑则主危恶，此其大概而已。至于临证时，必观色聆音，问症察脉，以尽病情。

诊小儿虎口三关脉歌

小儿三岁下，虎口看三关。初节风关位，次则气关连。三节为之命，男左女右观。紫热红伤寒，青惊白是疳。黑时因中恶，黄即困脾端。淡红淡黄者，斯为无病看。

看小儿人迎气口脉歌

小儿三岁方凭脉，一指三关定数息。

小儿三岁以前有病，看虎口三关。三岁以后，方看掌后高骨。以一指定寸关尺三部，人小臂短故也。一息六至为平，七八至为热，十至为困。

迟冷数热古今传，浮风沉积须当识。左手人迎主外感，右手气口主内疾。外候风寒暑湿侵，内候乳食痰积滞，洪紧无汗是伤寒，浮缓有汗伤风至。浮洪多是风热盛，沉细原因乳食积。沉紧腹中痛不休，弦紧喉间喘气。紧促之时痘疹生，紧数之际惊风致。虚软吐泻作慢惊，滑则为痰弦疟痢。芤为失血上下分，弦急客忤君须记。软而细者为疳虫，实而数者为便闭。大小不匀为恶候，二至为殃三至卒。五至为虚四至损，六至平和曰无疾。七至八至病犹轻，九至十至病势极。十一十二死无疑，此诀万中无一失。

观小儿形色断病歌

察儿形色，先分部位。左颊青龙属肝，右颊白虎属肺。天庭高而离阳心火，地角低而坎阴肾水。鼻在面中，脾应唇际。红气见而热痰壅盛，青色露而肝风怔悸。如煤之黑为痛中恶逆传，似橘之黄伤食脾虚吐利。白乃疳痨，紫为热炽。青遮口角难医，黑掩太阳不治。年寿赤光，多生脓血。山根青黑，频见灾危。朱雀贯于双瞳，火入水乡。青龙达于四白，肝乘肺部。泻痢而戴阳①须防，咳嗽而拖蓝②可忌。疼痛方殷③，面青而唇

---

① 戴阳：面见红赤。
② 拖蓝：面带青色。
③ 方殷：大也，众也。"方殷"谓正当剧盛之时。

口噤。惊风欲发，面赤而目窜视①。火光焰焰，外感风寒。金气浮浮，中脏积滞。乍黄乍白，疳积连绵。又赤又青，邪风瘛疭。气乏囟门成坑，血衰头毛作穗。肝热眼生眵泪，脾冷流涎滞颐。面目虚浮，定腹胀而上喘。眉毛频蹙，必腹痛而多啼。风气二池如黄土则为不祥，左右两颊如青黛则为客忤②。风门黑主疝而青为惊，方广光滑吉而昏暗凶。手如数物兮肝风将发，面若涂朱兮心火似炎。坐卧爱暖风寒之入，伸缩就冷烦热之攻。肚大脚小脾欲困而成疳，目瞪口呆势似危而必毙。噫！五体以头为尊，一面惟神可恃。况乎声有轻重之不同，啼有干湿之顿异。病之初作，必先呵欠。火之大发，忽然惊啼。口传秘诀，医家当记。

观小儿形色死症歌

眼上赤脉，下贯瞳仁。

赤脉属心，瞳仁属肾。乃心火胜肾水，水干则不能生木，致肝肾俱绝，故知必死。

囟门肿起，兼及作坑。

囟者，精神之门户。热盛气壅则肿，热微气脱则陷也。

鼻干黑燥火克金也，肚大青筋木克土也，目多直视，睹不转睛太阳绝也，指甲青黑肝绝也，忽作鸦声肝绝也，虚舌出口，啮齿咬人心气散则舌出不能收，肾气绝则齿嚼咬人也，鱼口气急脾绝也，啼不作声肺绝也，蛔虫既出，必是死形胃气绝也，用药速救，百③无一生。

---

① 窜视：窜则目直而似怒，视则睛露而不活。
② 客忤（wǔ 午）：小儿受惊吓所患疾病。
③ 百：《脉诀刊误·小儿外证十五候歌》作"十"。

诊杂病脉法

中风脉浮，滑兼痰气。其或沉滑，勿以风治。或浮或沉，而微而虚，扶危治痰，风未可疏。浮迟者吉，急疾者殂。

中风脉宜浮滑或浮迟，此风实有痰壅滞也。若洪大急疾，重按无力必殂。

类中因气，身凉无痰。脉必沉虚，八味为最。类中因痰，形肥脉滑。膏粱之人，痰治无差。类中因火，便结便黄。色赤脉数，火治为良。

类中风者，虽似中风，实非中风也。如中暑、中湿、中痰、中火、中气、食厥等症，俱类中风，医宜临证参详。如中气以八味顺气汤，中痰以二陈汤，中火以清热导痰汤。此其大法也。

寒伤太阳，浮紧而涩。及传而变，名状难悉。阳明则长，少阳则弦。太阴入里，迟沉必兼。及入少阴，其脉遂沉。厥阴热深，脉伏厥冷。在阳当汗，次利小便。表解里病，其脉实坚。此其大略，治法详看。至于大法，自有仲景。

夫伤寒，自有本科①之书。今集此脉，为初学诊视不致错凭。

中寒紧涩，阴阳俱盛。法当无汗，有汗伤命。

阳紧，寒在上焦作吐。阴紧，寒在下焦自利。阴阳俱紧，上下皆受寒也。法当无汗，反自汗者，亡阳不治。

伤风之脉，阳浮阴弱。邪在六经，或弦而数。

阳浮，卫中风也。阴弱，荣气弱也。邪在六经弦数。

暑伤于气，所以脉虚。弦细芤迟，体状无余。

脉虚而微弱，或浮大而散，或隐不见。微弱隐伏皆虚类也。

暑热病剧，为盛暑时得热病也。阴阳盛极，浮之而滑，沉之散涩。汗后躁大，死期可刻。

---

① 科：此字原脱，据清大文堂本补。

得汗后脉躁大者固死，入里七八日，来脉不躁数而涩小者亦死。

瘟脉无名，随见诸经。未汗宜强，虚缓伤生。

瘟脉随各脏腑所见而治，未汗脉强急者生，虚缓者死；已汗表症不退，脉强急者死，或入里腹痛甚，下痢者死。

湿脉濡缓，或兼涩小。入里缓沉，浮缓在表。若缓而弦，风湿相搅。

浮缓湿在表，沉缓湿在里，或弦缓或浮缓，为风湿相搏也。

脉紧而涩，或浮而弦，或芤而虚，是为燥症。

涩脉主燥症，风燥兼浮而弦，血燥兼芤而虚。

虚火浮数，实火洪大。随其所见，细数为害。

脉浮洪数，无力为虚火。脉沉实大，有力为实火。如洪数见左寸为心火，见右寸为肺火，见左关为肝火，见右关为脾火，见两尺为肾经命门火。

内伤劳役，豁大不禁。若损胃气，隐而难寻。内伤饮食，滑疾浮沉。内伤劳食，数大涩侵。右关缓紧，寒湿相寻。右关数缓，湿热兼临。数又微代，伤食感淫。

内伤者，谓劳役之后而伤饮食，或更有房劳。如内伤轻者，右关沉滑。内伤重者，气口浮滑。右寸气口脉急大而数，时一代而涩者，涩乃肺之本脉，代者元气不相接续，此饮食失节，劳役过甚，大虚之脉也。右关脾脉数中显缓，且倍于各脏，此劳役轻，而伤饮食，湿热重也。数多燥热，缓多湿热。若脾脉数大，时微缓一代者，饮食不节，寒温失所也。

下手脉沉，便知是气。沉极则伏，涩弱难治。其或沉滑，气兼痰饮。

此段论气恼或兼痰饮。

诸症失血，皆见芤脉。随其上下，以验所出。大凡失血，脉贵沉细。设或浮大，后必难治。

此段论诸失血脉，宜沉细芤小，不宜浮大洪数。若肠澼下血，脉弦绝则死，滑大则生。去血过多，身热者死。脉极虚芤迟，为亡血失精。

偏弦为饮，或沉弦滑。或结芤伏，痰饮中节。

一手弦为偏弦，两手弦为双弦。惟肺经有饮必加喘。王隐君①曰：痰脉多滑，有浮滑、沉滑、弦滑、微滑、实滑之别。如浮滑风痰，沉滑寒痰，弦滑痰饮，微滑虚痰，实滑膈有稠痰，宜吐。久得脉结芤涩伏，乃痰饮胶固中脘，阻滞脉道，难治。

郁脉皆沉，血芤气涩。湿郁缓沉，热乃数极。痰郁弦滑，滑紧因食。郁甚则滞，或结代促。

六郁脉皆沉，甚则伏结代促，惟有胃气可治。在上见寸，在中见关，在下见尺，左右皆然。

虚脉弦大，劳损而虚。大而无力，阳衰易扶。数而无力，阴火难除。寸弱上损，浮大里枯。尺寸俱微，五劳之躯。血羸左濡，气怯右推。左右微小，气血无余。痨瘵脉数，或涩细，如潮汗咳血，肉脱者殂。

虚损者，因虚而有伤损也。虚劳者，因虚而不禁劳，因劳而愈虚也。痨瘵者，劳之极也，即五劳六极也。痨者，牢也。言其病已牢痼而不可解也。诸虚脉，多寸关弦大，而尺微涩，有火则尺亦大。大者，正气虚而邪盛。弦者，中寒也。大而无力者，阳气虚也。大数无力者，阴血虚也。左右微小者，必成痼冷。痨症骨蒸潮热，盗汗咳血，或泄或不泄，惟肉②脱甚，脉数细而涩者死。

晕眩之候，下虚上实。风浮寒紧，湿细暑虚。痰弦而滑，瘀芤而涩。数大火邪，虚大久极。先理气痰，次随症治。头痛阳弦，浮风紧寒。热必洪数，湿细而坚。气虚头痛，虽弦带涩。痰厥则滑，肾厥坚实。

六经皆有头痛之病，总之脉宜浮滑弦紧，不宜涩小虚短。故诀云：头痛短涩应须死，浮滑风痰必易除。

---

① 王隐君：即王珪，字均章，号逸人，又号洞虚子，世称王隐君。元代人。精于医。著有《药方》等书。

② 肉：此字原脱，据清大文堂本补。

眼本火病，心肝洪数。右寸关见，相火上冲。

左寸脉洪数，心火炎也；关弦而洪，肝火盛也。右寸关俱弦洪，肝木挟相火之势而来，侮己所不胜之金，而制己所胜之土也。

耳病肾虚，其脉迟濡。浮大为风，洪动火贼。沉涩气凝，数实热塞。若久聋者，专于肾责。暴病浮洪，两尺相同。或两尺数，阴虚火冲。

若左寸洪数，心火炎也。两尺洪数，相火炎也。其人必梦遗，耳鸣或聋。

右寸洪数，鼻衄鼻齇。左寸浮缓，鼻涕风邪。口舌生疮，脉洪疾速。若见脉虚，中气不足。

经曰：左寸洪数，心热。右寸浮数，肺热。左关弦数而虚，胆虚甚；洪而实，肝热。右关沉实，脾胃有实热，兼洪数者口疮，或为木舌、重舌。脉虚者，为中气不足。

齿痛肾虚，尺濡而大。火炎尺洪，疏摇豁坏。右寸关数，或洪而弦。此属肠胃，风热多涎。

尺洪大而虚者，肾虚齿痛。动摇疏豁者，相火上炎也。右寸关数洪，或弦而洪者，肠胃中有风热也。

痛风沉弦，肝肾被湿。少阴弱浮，风血掣急。或涩而小，酒后风袭。风寒湿气，合而为痹。浮涩而紧，三脉乃备。

脉浮而缓属湿，为麻痹。脉紧而浮属寒，为痛痹。脉涩而芤属死血，为木不知痛痒。脉浮而涩属气虚，关前得之麻在上体，关后得之麻在下体。

斑疹沉伏，或散或无。阳浮而数，火见于躯。阴实而大，热蒸在肤。

滑伯仁曰：脉者血之波澜，故发斑者血散于皮肤，故脉伏。火盛于表，故阳脉浮数。下焦实热，故阴脉实大。

咳嗽所因，浮风紧寒。数热细湿，房劳涩难。若关微涩，饮食伤脾。左关弦短，肝极劳疲。肺脉浮短，咳嗽与期。五脏之嗽，各视本部。浮紧虚寒，沉数实热。沉滑多痰，弦涩少血。

形盛脉细，不足以息。沉小伏匿，皆是厄脉。惟有浮大，而嗽者生。外症内脉，参考称停。

咳嗽者，春乃春升之气，夏是火炎于肺，秋是湿气伤脾，冬是风寒外束。形盛脉细，手足逆冷者，危。

霍乱吐泻，滑而不匀。或微而涩，代伏惊人。洪滑多热，弦滑食论。

右关滑，霍乱吐泻，脉涩结代伏，虽因痰食阻滞，不可遽断以死。总之，以滑大为吉。

心痛微急，痛甚伏入。阳微阴弦，或短又数。紧实便难，滑实痰积。心痹引背，脉微而大。寸沉而迟，关急数锐。

阳微，虚在上焦，所以心胸痹痛。心痛者，脉阴弦故也。胸痹之病，喘息咳唾，胸痹痛短气，寸口脉沉而迟，关上小紧而数。

腹痛关脉，紧小急速。或动而弦，甚则沉伏。弦食滑痰，尺紧脐腹。心腹痛脉，沉细是福。浮大弦长，命不可复。

脉细小紧急，腹中刺痛，尺脉紧实，脐及小腹痛，宜利。若尺脉伏紧，小腹痛，有瘕疝。故诀云：心腹痛，脉沉细宜，忽然浮大即倾危。

疟脉自弦，弦数多热。弦迟多寒，弦微虚乏。弦迟宜温，紧小当下。弦浮吐之，弦紧汗发。亦有死者，脉散且歇。

疟脉多弦，弦紧宜发汗，弦大宜吐，弦实宜下。审脉时，宜消息之。

痢脉多滑，按之虚绝。尺微无阴，涩则少血。沉细者生，洪弦死诀。

肠澼下痢，最忌身热脉大，亦忌四肢厥冷，脉浮绝。

痞满滑大，痰火作孽。弦伏中虚，微涩衰劣。

痞满者，胸中多是痰火，故寸滑且大。右关迟弦或伏者，肝乘脾土，土虚生涎，气郁不舒。微涩者，气血虚也。微则气衰多烦，涩则血少多厥。

泻脉自沉，沉迟寒侵。沉数火热，沉虚滑脱。暑湿缓弱，多在夏月。微小者生，浮弦死别。

犯五虚症者亦死。

吞酸脉形，多弦而滑。或沉而迟，胸有寒饮。或数而洪，膈有痰热。

时吐酸水，欲成反胃。

五疸实热，脉必洪数。其或微涩，症属虚弱。

疸者，面目遍身黄肿也。其症有五，曰黄汗，曰黄疸，曰酒疸，曰谷疸，曰女劳疸。因阳明经内蓄湿热，或因渴饮水，或有自汗浴水，或失饥伤饱，或醉饱房劳而然。凡疸症，寸口脉近掌后无脉，口鼻黑色者不治。

水肿之症，有阴有阳。阴脉沉迟，其色青白。不渴而泻，小便清涩。脉或沉数，色赤而黄。粪燥溺赤，兼渴为阳。沉细必死，浮大无妨。

阳脉必见阳症，阴脉必见阴症。沉细，水愈盛而不可制；浮大，则心火生脾土，水可制矣。故诀云：水肿浮大是出厄，虚小命殂须努力。

胀满脉弦，脾制于肝。洪数热胀，迟弱阴寒。浮为虚胀，紧则中实。浮大可生，虚小危急。

大抵以关为主。

遗精白浊，当验于尺。结芤动紧，二症之的。微数精伤，洪数火逼。亦有心虚，寸短左小。脉迟可生，急疾便夭。

急疾浮虚，时时遗精者死。

腰痛之脉，必沉而弦。沉为气滞，弦大损肾元。或浮而紧，风寒所缠。湿伤濡细，实闪挫然。涩为瘀血，滑痰火煎。或引背痛，沉滑易痊。

疝脉弦急，积聚所酿。察其何部，肝为本脏。心滑肺沉，风疝浮荡。关浮而迟，风虚之恙。阳急为瘕，阴急疝状。沉迟浮涩，疝瘕寒痛。痛甚则伏，或细或动。牢急者生，弱急者丧。

疝本肝经病，脉弦则卫气不足而恶寒，紧急则不欲食。弦紧相搏则为寒疝。三阳急为瘕，三阴急为疝。心脉浮滑则病心风疝，太阳脉浮则病肾风疝，少阳脉浮则病肝风疝。

脚气之脉，浮弦而风。濡湿迟寒，热数且洪。紧则因怒，散则忧冲。细乃悲过，结气所攻。两尺不应，医必无功。

左尺不应难瘥，寸口无常不治。

消渴胃病，心脉①滑而微。或紧洪数，阳盛阴惫。血虚濡散，劳则浮迟。浮短莫治，数大易医。

诀云：消渴脉数大者活，虚小病深厄难脱。盖由平时不自保养，纵欲嗜酒，炙煿无度，或服丹石，遂使水涸，心火燔炽，五脏燥竭，故饮水无度而渴也。

便结之脉，沉伏勿疑。热结沉数，虚结沉迟。若是风燥，右尺浮起。

老人虚弱，大便结，脉雀啄者不治。

两胁疼痛，脉必双弦。紧细弦者，多怒气偏。沉涩而急，痰瘀之愆。

此段论胁痛脉。

淋病之脉，细数何妨。少阴微者，气闭膀胱。女人见之，阴中生疮。大实易治，虚涩其亡。

大而实者生，虚细涩者死。

小便不通，浮弦而涩。芤则便红，数则黄赤。便难为癃，实见左尺。

小便绝不通者为闭，淋沥来者为癃。总之膀胱热极，故脉实也。

五积属阴，沉伏附骨。肝弦心芤，肾沉滑急。脾实且长，肺浮喘促。实强者生，虚弱者卒。六聚属阳，发时按部。

此段论五积六聚之脉，宜实强有力，不宜虚弱无神。

中毒洪大，微细必倾。尺寸数紧，钗直吐仍。此患蛊毒，

---

① 脉：此字原无，据文义补。

急救难停。

喘急脉沉，肺胀停水。气逆填胸，脉必伏取。沉而实滑，身温易愈。身冷脉浮，尺涩难补。

《脉经》曰：脉浮滑而手足温者生，脉沉涩而四肢寒者死。

嘈杂嗳气，审右寸关。紧滑可治，弦急则难。两寸弦滑，留饮胸间。脉横在寸，有积上拦。

右寸关脉紧而滑者，为之嘈杂。右关弦急，欲作反胃者难治。寸脉横者，膈间有积拦挡也。

呕吐无他，寸紧滑数。微数血虚，单浮胃薄。芤则有瘀，最忌涩弱。

脉阳紧阴数，其人食已则吐。紧小多寒，滑数痰火。微数血虚，必胸中冷。关浮胃虚，呕而嗳气不食，恐怖即死。芤带紧者，有瘀逆。脉紧涩小弱自汗者，死。

呃逆甚危，浮缓乃宜。弦急必死，结代促微。

弦急者，木克土也，故难治。结代促微，元气衰也。

反胃噎膈，寸紧尺涩。紧芤或弦，虚寒之厄。关沉有痰，浮涩脾弱。浮弱气虚，涩小血弱。若涩而沉，七情所搏。

寸紧主胸满不食。尺涩为下元虚，命门火衰，不能生脾土。脾虚不能运化，而成反胃。紧芤迟者，胃寒也。弦者，胃虚也。关脉沉大，有痰也。浮涩，脾不能磨食也，故朝食暮吐，暮食朝吐。脉紧而涩者，难治。

痉脉弦直，或沉细些。汗后欲解，脉泼如蛇。伏坚尚可，伏弦伤嗟。

痉脉来，按之筑筑然而弦，直上直下，或沉细迟。若发汗后，脉泼泼然如蛇，暴腹胀大为欲解。如脉反伏弦者，为必死之症。

癫痫之脉，阳浮阴沉。数热滑痰，狂发于心。惊风肝痫，弦急可寻。浮病腑浅，沉病脏深。

阳症脉必浮长，阴症脉必沉细。虚弦为惊为风痫，沉数为热，滑疾为痰。脉滑大为病在腑，易治；脉沉涩为病入脏，难治。诀云：恍惚之病发癫狂，其脉实牢保安吉。寸关尺部沉细时，如此未闻人救得。所谓实牢者，即滑大也。

祟脉无常，乍短乍长。大小促结，皆祟为殃。遁尸脉紧，与症相妨。

邪祟之脉，长短、大小、促结无常。凡五尸鬼邪遁疰，病证与脉全不相应也。

惊悸怔忡，寸动而弱。寸紧胃浮，悸病仍作。饮食痰火，伏动滑搏。浮微弦濡，忧惊之过。健忘神亏，心虚浮薄。

寸口脉动而弱，动为惊，弱为悸。寸口脉紧，趺阳脉浮，胃气虚，是以惊悸。趺阳脉微而浮，浮则为胃虚，微则不能食。此恐惧之脉，忧迫之所致也。

喉痹之脉，两寸洪溢。上盛下虚，脉忌微伏。

尺脉微伏者死，实滑者生。

汗脉浮虚，或濡或细。自汗在寸，盗汗在尺。

男女平人，脉虚弱微①细者，必有盗汗。

痿因肺燥，脉多浮弱。寸口若沉，发汗则错。足痛或软，专审于尺。滑痰而缓，或沉而弱。

《脉经》曰：寸口脉不出，反为发汗，则唇燥而小便难，大便如烂瓜豚膏。此因误汗伤津液，而致肺燥也。

厥症之脉，沉细为寒。沉数为弱，滑实痰顽。气虚弱微，身冷必难。

卒厥尸厥，寸口沉大而滑，不知人事，唇青身冷为入脏，即死，如身温和汗息出为入腑，而复自愈。

尺沉而滑，恐是虫伤。紧急莫治，虚小何妨。

---

① 微：此字原脱，据清大文堂本补。

尺脉滑沉者寸白虫，洪大者蛔虫。

求嗣之脉，专责于尺。右尺偏旺，火动好色。左尺偏旺，阴虚非福。惟沉滑匀，易为生息。微涩精清，兼迟冷极。若见微濡，入房无力。女不好生，亦尺脉涩。

两尺沉滑者，不可妄用药饵，反燥精血。若火旺者降火，阴虚者补阴。两尺俱微者，阴阳相补。精冷者，宜温中壮阳。精清者，宜补脾补精。精射无力入子宫者，宜补气。女人尺脉微涩者，绝产。

诊妇人脉法

经病前后，脉软如常。

凡妇人脉比男子更濡弱者，常也。脉如常，虽月经或前或后，或多或少，或一月未来者亦不成经病。

寸关虽调，尺绝痛肠。

虽寸关如常，而尺绝不至，或至亦弱小者，主小腹冲任有积，痛上抢心，月水不利。

沉缓下弱，来多要防。微虚不利，间月何妨。

若脉沉缓为下虚弱，月经来多，须防治之。若脉微虚不利，其经二月一来，俗云间月也。

浮沉一止，或微迟涩。居经三月，气血不刚。

若三部浮沉一止，寸关微涩，微则胃气虚，涩则津血不足。或尺微而迟，微则无精，迟则阴中寒，此为血不足也。

三月以上，经闭难当。

若过三月以后而不通，是为经闭，速宜调治。或曾堕胎及产多者，谓之血枯。

心脾病发，关伏寸浮。心事不足，此症可忧。

经曰：二阳之病发心脾，有不得隐曲，女子不月。原心事不足，心脾两伤，致脾不磨谷，故肺金失养，而气滞不行，肾水不旺，而血益日枯。初时参前参后，淋沥无时，脾胃衰甚，变为溏泄，身肿面无颜色，而干血痨瘵等症作矣，故女子多有之。

少阳卑沉，少阴脉细。经前病水，水分易瘳①。

少阳脉卑下沉，而少阴脉细而微，为经水不利，血化为水，瘀水闭塞胞门，名曰水分。此先病水而后经断，故病易治。

寸脉沉数，趺阳微弦。少阴沉滑，血分可愁。

寸脉沉而数，数为阳实，沉为阴结。趺阳脉微而弦，微则胃气弱，弦则肝盛。脾少阴脉沉而滑，沉为在里，滑则为实为壅。沉滑相搏，血结胞门，经络不通，名曰血分。先断经而后病水，故病难治。

寸浮而弱，潮烦汗出。寸洪数虚，火动痨疾。

寸浮而弱，浮为气虚，弱为血少，主潮烦汗出。男子尺脉虚数，而寸沉微者为痨；女人寸脉虚数，而尺脉沉微者为痨。痨者，汗出潮咳，与男子阴虚火动一般。

趺阳浮涩，吞酸气滞。腹痛腹满，脉浮且紧。少阴见之，疝瘕内隐。

趺阳脉浮而涩，浮则气滞，涩则有寒，令人腹满，吞酸喜噫。其气时下，腹中冷痛。又曰：浮则肠鸣腹满，紧则腹痛。若少阴脉见浮紧，则为疝瘕腹痛。

带下崩中，脉多浮动。虚迟者生，实数者重。

少阴脉浮而动，浮则为虚，动则为痛，或崩带，或阴户脱下。

少阴滑数，气淋阴疮。

少阴脉滑数，或为气淋，或阴中生疮。

弦则阴痛，或挺出肠。

少阴脉弦，则阴户挈痛，曰肠挺，出如核。

妇人妊娠，以血为本。血旺易胎，气旺难孕。妊孕初时，寸微五至。三部平匀，久按不替。胎必三月，阴搏于阳。气衰血旺，脉正相当。肝横肺弱，心滑而洪。尺滑带散，久按益强。

---

① 瘳（chōu 抽）：病愈。

或关滑大，代止尤忙。渴且脉迟，其胎必伤。四月辨质，右女左男。或浮或沉，疾大实兼。左右俱盛，胎有二三。更审经脉，阴阳可参。但疾不散，五月怀耽①。太急太缓，肿满为殃。六七月来，脉喜实长。沉迟而涩，堕胎当防。脉弦寒热，当暖子房。八月弦实，沉细非良。少阴微紧，两胎一伤。劳力惊仆，胎血难藏。冲心闷痛，色青必亡。足月脉乱，反是吉祥。

妊娠初时，脉平而虚，寸脉微小，呼吸五至，浮沉正等，按之不绝，无他病而不月者，孕也。必三月而后，尺数。若寸关调而尺脉绝者，经病也。《素问》曰：阴搏阳别，谓之有子。言尺寸少阴动甚，别有阳脉搏手。心主血脉，肾为胞门故也。然血为阴，气为阳，血旺气衰亦阴搏阳别之义。故诀云：肝为血兮肺为气，血为荣兮气为卫。阴阳配偶不参差，两脏调和当受孕。血衰气旺定无娠，血旺气衰应有体。寸微关滑尺带数，流利往来似雀啄。胎儿之脉已见形，数月怀耽犹未觉。又云：两手关滑大相应，胎形已见同前语。前诀中俱以左肝右肺分气血衰旺，又以尺寸分气血。寸微为气衰，尺数为血旺。关滑者，滑为血多气少也。然尺脉滑疾，带散带代，如雀啄少停者，乃胎气盛，闭塞故也。此时若作②渴，脉迟，欲为水肿，复腹痛者胎必堕。《脉经》曰：孕妇三个月，脉宜尺滑带散带数。若五个月脉喜疾而不散，若太急为紧为数者，必漏胎；太缓沉迟者，必堕胎；浮者，必腹胀满而肿，为之子肿。六七月脉宜实大牢弦，若沉细而涩者，亦当防堕胎。若丹田气暖胎动者可救，胎冷若水者难治。脉弦发热恶寒，其胎逾腹，腹痛，小腹如扇，子脏闭也，宜热药温之。少阴脉微而紧，血养不周，双胎一死一存。胎动或因倒仆，或因惊恐，或因劳力，或因食热，或因房事，轻则漏血，重则下血如同月水，血干胎死。而气无血制上冲，心腹闷痛，面目唇舌青色者，子母俱死。此不独七八月，然十个月内皆宜慎之。总之，未产脉宜实大牢强，不宜沉细迟涩也。足月身脉乱者，产兆也。

临产六至，脉号离经。或沉细滑，若无即生。浮大难产，

---

① 耽（dān 丹）：怀孕。
② 作：此字原脱，据清大文堂本补。

寒热又频。此是凶候，急于色征。面颊唇舌，忌黑与青。面赤母活，子命必倾。若胎在腹，子母俱冥。

脉一呼六至，或一呼一至，曰离经。经者，常也，言离其常处也。人之呼吸，一日一夜一万三千五百息，脉行八百一十丈，周而复始，从初起之经再起。今因胎下，胃脉已离常络之处，不从所起之经①再起，故曰离经，将产也。或沉细而滑，亦为将产，乃脏本脉见也。若沉而如无者，即产。缘胎元下坠，奔急痛楚，气血错乱，故脉不应也，一产后脉即复矣。若脉浮大，必难产。再加身重体热，寒热频作，此凶症也。急看面舌气色，逐胎救母为要。盖面乃心之华，舌乃心之苗，面赤者，心血流通②，故母活。舌青者，青则肝虚不摄血，故浆胞早破，而胎不能转动，故母死。若面舌唇口俱黑，黑者肾水克心火，故子母俱死。虽面赤舌青，若胎不出，母命必危。

产后缓滑，沉细亦宜。实大弦牢，涩疾皆危。

产后以胃气为主，缓滑者，脾胃和也；实大弦牢，木克土也。沉细亦宜者，产后虚弱，脉症相合也。涩疾危者，产后下血过多，心虚气绝也。故诀云：寸口涩疾不调死，沉细附③骨不绝生。

诊痈疽脉法

痈疽脉数，浮阳沉阴。浮数不热，但恶寒侵。若知痛处，急灸或针。洪数病进，将有脓淫。滑实紧促，内消可禁。宜托里者，脉虚濡迟。或芤涩微，溃后亦宜。长缓易治，短散则危。结促代见，必死无疑。

脉浮数带弦，其人当发热而反恶寒者，或胸烦不知痛处，或知痛，必发痈疽，急宜灸或针也。既认定是痈疽，脉浮数发热而痛者，属阳，易治；脉不数沉微不痛者，属阴，难治。又浮为在表，沉为在里，不浮不沉为在经络。诸疮洪数者，里亦有脓结也。未溃，脉滑实数促者，可以下之；将溃已溃，

---

① 经：此字原脱，据清大文堂本补。
② 通：此字原脱，据清大文堂本补。
③ 沉细附：此三字原脱，据清大文堂本补。

脉虚濡弱迟涩芤微者，宜补益托里。长缓易治者，胃气盛也。短散结代者，元气虚也。大抵未溃宜见诸阳脉，已溃宜见诸阴脉，庶病证相宜。抑论气血涩滞，故紧多则痛。芤主亡血，溃后得之则吉。促脉未溃为热蓄里，已溃则气血衰也。

此一刻也，原为初学辈开门导路，非敢使高明长者见也。其词虽鄙俚冗①俗，其论多出《素》《难》《脉经》，解释俱采诸家精粹，更参历试之己意，辑成是集。总之，为初学入门之阶梯，识者幸勿哂②焉。

津阳中和主人微垣氏自白

---

① 冗（rǒng）：多余，累赘。
② 哂（shěn 审）：讥笑。

跋

医之于脉，犹文之于题也。文不切题，虽满纸珠玑，何用乎？是以传世之文，正作、奇作、旁敲、冷击，无不切中题旨。及夫嘻笑狎詈①尽成文章者，皆以其切中也。医之于脉亦然，苟不知脉，虽满腹方书，皆不切题之文章。欲其奏效活人，不其难乎！古云：药用当而通神。当者，当于病也。使脉理不晰，将何以识病之寒热虚实，而施温凉补泻之治，以期于必当哉。

余幼习举子业，家尝多医书，心窃好之，而先大人弗许焉。后屡试不第，因请习医，曰：学莫先于治生，惟医可以治生，而仍不废举业。先大人乃曰：医业原同相业，学之当郑重其事。但学医不难，而知脉为最难，必至于自信逼真，然后可以无愧。遂以《素问》《灵枢》《难经》，以及《铜人图》，王叔和、滑伯仁《脉经》《脉诀》诸书授之。余受而读至王叔和《脉经》《脉诀》歌，私窃疑焉。叔和既有《脉经》，复有《脉诀》，且自相矛盾。后求其故，始知《脉诀》乃高阳生之伪作也。然家读户诵者《脉诀》，而《脉经》几至不问矣。余因集诸家脉理，摘其不谬者，辑成一帙，曰《脉之大概》。其歌诀皆摈而不取，刊而行之。然读者每苦其文，而仍喜脉歌之捷。其中舛谬，终无有规正之者。

戊寅，余丁②先大人艰③，自新安买舟北上，冬初抵天津。于家叔署中得晤微垣沈先生，即爱其仙风道骨。叔大人因道先

---

① 詈（lì力）：责骂。
② 丁：当也。此处意为"遭逢"。
③ 先大人艰：旧时指父母丧事。

生为都门世胄①，并道其品之高，德之厚，以及其医道脉理之精，济世活人之广，于时心甚钦之。

　　庚辰夏，再至叔大人署中，偶过先生斋头烹茶，促膝而谈。言及脉理之繁，《脉诀》之谬，并余之《脉之大概》仍不便初学之诵读，先生因探箧②出所著《脉诀规正》见示。余聆其梗概，遂携以归。秉烛而读，读未竟帙，而更深烛尽矣。怅怏而寝，竟夜不寐。次晨详加玩味，不觉手舞足蹈，拍案称快。其大略仍用《脉诀》之歌，其背谬乖理者，悉删除之。取《脉经》《难经》《素问》诸书之得理者，补其歌诀。其所补之歌诀，虽出先生之裁，而其义理一本诸经典，并摘入李濒湖二十七脉及奇经八脉，更加注释。开卷如列眉③指掌，于脉理无舛谬之讹，而于读者有便捷之径。此书一出，则前之聚诵者，得以尽息，而后之业斯道者，得以一直升堂入室矣。有益后人，嘉惠来学，宁浅鲜哉。先生之活人固已多矣，而后学之活人以及千百世之下活人者，皆先生有以活之也，先生之德从此可亿量也耶。先生之后裔，闾大门间直分内事耳，无俟余之预赘也。

时康熙庚辰蒲月④上浣⑤之吉⑥
同里后学年家眷晚生陈元恭允公父跋后

---

①　世胄：帝王或贵族的子孙。

②　箧（qiè怯）：箱子。

③　列眉：两眉对列。谓真切无疑。《广阳杂记·卷三》："三楚江山，灿如列眉指掌。"

④　蒲月：农历五月。

⑤　上浣：上旬。

⑥　之吉：农历初一。

校注后记

　　《删注脉诀规正》简称(《脉诀规正》)二卷,清·沈镜撰于康熙三十二年(1693)。该书用通俗浅近的语言注解《王叔和脉诀》,并对其内容进行了增删、订正,故名以"删注规正"。

一、作者生平及著述

　　沈镜,字薇垣,号中和主人,瀛津(今河北河间县)人,生卒年不详,据其著述所属年代,应当生活于清代早期。其生平事迹,查有关文献,无详细记载。仅据其书之序跋,得知沈镜幼年习儒,弱冠之年遵父命弃儒就医,受业于浙江名医吴剑台。执医数十年,医术精湛,于脉学尤为精深,且医德高尚。故其学弟尤子凤序其书曰:"都门沈君薇垣,予至戚也,折肱此道盖有年矣。世之赖而臻寿域者,难更仆数。身在三津,名传四海。以菩提利济为心,而非有所觊觎,真一代伟人也。"其著述见于记载者,仅《删注脉诀规正》一种。

二、成书背景

　　中医脉象自《内经》以来,愈演愈繁,其经典著作《脉经》(晋·王叔和编撰),文理艰深,研读困难,为方便习医,宋代出现了执简驭繁、通俗易懂的脉学入门读物《王叔和脉诀》。该书用歌诀形式论述脉法,文字浅显,谐韵上口,便于习诵记忆,故北宋以后便在民间广泛流传,不少医家为之作注,并由此产生出一批相关的脉学著作。如北宋·刘元宾的《通真子补注王叔和脉诀》、南宋·李駉的《脉诀集解》、金·张元素的《洁古老人注王叔和脉诀》等。

南宋时,《王叔和脉诀》一书的真实性受到质疑,被指为伪书。一些医家认为该书系六朝人高阳生所撰,托名叔和。元·戴同父更撰《脉诀刊误》加以辨正。此后,《王叔和脉诀》声誉开始下降,各种《王叔和脉诀》的注本也逐渐被人们忘却。但是,南宋以后受《王叔和脉诀》的影响,以类似其体例编撰的脉学著作开始增多。其中影响较大的如南宋医家崔嘉言的《崔氏脉诀》(亦有人认为是元·张道中所撰)、明·李言闻的《四言举要》等。尤其是《四言举要》,被李时珍编入《濒湖脉学》,使其得以广泛流行。正是这些著述,促使宋代以后的脉学由博返约,即向通俗化、简约化方向发展。受此影响,一些医家开始从实用和普及医学知识的角度,重新对《王叔和脉诀》进行俗解、图注、增删、订正。如明代熊均的《勿听子俗解脉诀》、张世贤的《图注脉诀》及清代李延昰的《脉诀汇辨》、沈镜的《删注脉诀规正》等。

三、内容结构

《删注脉诀规正》全书二卷,内容由三个部分组成。第一部分介绍脉诊的基本知识,并附相应的脉图、诊候图以及图解。第二部分对《王叔和脉诀》一书的主要内容进行注释、订正。此部分亦为本书之主体。第三部分以沈镜所补之脉歌、李濒湖二十七脉歌及奇经八脉歌为基本内容。是书虽名为《删注脉诀规正》,然其内容已远远超出《王叔和脉诀》。

四、学术特色及价值

据《王叔和脉诀》予以删订加注,是为本书主体。本书与其他同类的著作相比较,其特点主要体现在两个方面:其一,此前注家为《王叔和脉诀》作注，经常以经注诀、以深注浅，而本书则以俗解俗、以浅注浅，将《王叔和脉诀》因歌括体限制的不明之处，通俗地加以解释。如书中对"雀啄顿木而住"句的解释为"雀啄之脉，犹雀啄食，连连凑指且坚且锐，忽然顿绝，良久复来，此肝绝也"，这种不汲汲于繁征博引的俗解，更有利于初学者对歌诀的理解。其二，本书对于《王叔和脉诀》中某些存在问题的歌诀，即沈镜所谓的"词理妄谬者"，不仅在注解中指出，并且直接将歌诀订正。如原书中"发直如麻口吐沫，喷药闷乱起复苏"句中的"起复苏"，之前的注本，包括《脉诀刊误》，均未改动，而本书则改为"岂复苏"，并解释为"咽喉为水谷道路，今胃中为风痰所扰，闷乱顿绝，故药不能下咽，岂有望其苏醒者哉"。诸如此类的例子，书中很多。这种直接订正的方式，更便于纠偏习诵。

是书内容层次清晰，要而不繁。其论述脉理、脉法多本《内经》《难经》《脉经》，所注释的《王叔和脉诀》一书中的歌诀以及其所补之脉歌，通俗易懂而无歧义，故受到广大临床医家的欢迎。尤其是该书将《王叔和脉诀》一书中颇受争议的七表八里九道脉目内容删除，又将当时被视为学习脉法登堂入室之阶梯的《濒湖脉学》中的濒湖二十七脉及奇经八脉收入其中，并为之作注，使原本过于简略的词句，更易于理解，因而刊行后即风行全国，对清代医学，尤其是脉学的发展，起到了普及和推广作用。

五、传本及底本的确定

《删注脉诀规正》自刊行以来版本众多，据《中国中医古籍总目》等书目统计，仅现存的版本就有 39 种，居同类著作之首。其中，最早的版本为清康熙三十二年（1693）刻本，最晚的为宣统元年（1909）刻本。其收藏单位有七十余家，遍布全国各地。

　　该书版本众多，为本次点校工作提供了有利的条件，同时也对其底本的确定带来了困难。在对《中国中医古籍总目》所载该书的早期版本（清康熙三十二年刻本、清康熙刻本）进行初步调研的过程中，发现这些刻本都没有书名页和牌记（此两项是古籍版本鉴定的重要依据），其版刻时间几乎都是根据著者自序的时间断定的。通常自序内容多为叙述家世活动和著述宗旨，并不必然反映刊刻时间。也就是说，这些所谓的清康熙三十二年（1693）刻本，不一定就是康熙三十二年刻本，或者根本就不是康熙年间刻本。

　　有鉴于此，对本次校注工作的底本及主校本的确定，就需要进行更加深入细致的考察。经过对国内较为重要的藏书单位及其收藏的该书早期版本，如中国中医科学院图书馆收藏的清康熙刻本、上海图书馆收藏的清康熙三十二年（1693）刻本、上海中医药大学图书馆收藏的清康熙癸酉（1693）大文堂刻本等，进行实地、实物考察，发现其中收藏于中国中医科学院图书馆的清康熙刻本虽然也没有书名页和牌记，但与其他所谓的清康熙刻本相比较，该刻本的版式、字体等与康熙时期的刻本特征最为接近。尤其是该本不仅有自序，还有跋。跋，通常都是有关该书的编写和刊印情况的文字说明，仅由著者或刊刻者自写。该跋的撰写者不是著者沈镜，而是后学陈元恭，撰写时间为康熙庚辰三十九年（1700）。由此可以推断，该本的刊刻时间当为康熙三十九年。该本虽不一定为该书之祖本，但属早期刻本应无误，且校刻精良，错讹极少。此外，上海中医药大学图书馆收藏的清康熙癸酉（1693）

大文堂刻本，虽不一定是康熙刻本（有待深入考证），但内容完整，文字错讹较少，并且与底本不属同一个版本系统。因此，本次校注即以康熙庚辰三十九年（1700）刻本为底本，以清大文堂刻本为主校本，他校则以本书所引著作之通行本为校本。

本次校勘整理，在考究版本的基础上，主要是对该书进行校注、标点，纠正文字讹误，增强可读性，使其更便于今天的初学者诵习、理解。

总 书 目

I

本　　草

方　书

医便

卫生编

袖珍方

仁术便览

古方汇精

圣济总录

众妙仙方

李氏医鉴

医方丛话

医方约说

医方便览

乾坤生意

悬袖便方

救急易方

程氏释方

集古良方

摄生总论

摄生秘剖

辨症良方

活人心法（朱权）

卫生家宝方

见心斋药录

寿世简便集

医方大成论

医方考绳愆

鸡峰普济方

饲鹤亭集方

临症经验方

思济堂方书

济世碎金方

揣摩有得集

疧斋急应奇方

乾坤生意秘韫

简易普济良方

内外验方秘传

名方类证医书大全

新编南北经验医方大成

临证综合

医级

医悟

丹台玉案

玉机辨症

古今医诗

本草权度

弄丸心法

医林绳墨

医学碎金

医学粹精

医宗备要

医宗宝镜

医宗撮精

医经小学

医垒元戎

证治要义

松厓医径

扁鹊心书

素仙简要

责任编辑　肖培新
封面设计　古　骥

内容提要

《删注脉诀规正》由清代名医沈镜于康熙三十二年（1693）撰。全书二卷，其内容大致可分为三大部分。第一部分为脏腑、脉象、诊候图和图解，以及相关脉诊知识。第二部分是对《王叔和脉诀》一书的主要歌诀进行注释、削正。第三部分主要以李时珍二十七脉歌、奇经八脉歌以及沈镜所补之脉歌为基本内容。本次整理以中国中医科学院收藏的清康熙庚辰三十九年刻本为底本。

读中医药书，走健康之路

扫一扫　关注中国中医药出版社系列微信

服务号
（zgzyycbs）

中医出版
（zhongyichuban）

养生正道
（yszhengdao）

悦读中医
（ydzhongyi）

ISBN 978-7-5132-2209-9

9 787513 222099 >

定价：26.00元

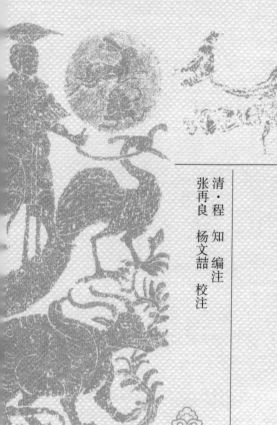
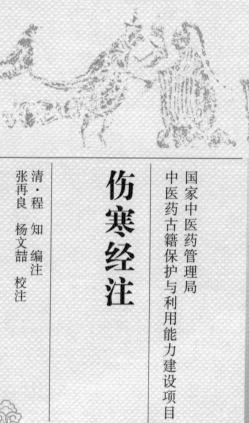

国家中医药管理局
中医药古籍保护与利用能力建设项目

伤寒经注

清·程　知　编注
张再良　杨文喆　校注

中国古医籍整理丛书

伤寒金匮 36

全国百佳图书出版单位
中国中医药出版社